ABC of
Dementia 2nd Edition

ABC 痴呆症

第 2 版

著　　[英]费利西蒂·A.理查兹（Felicity A. Richards）
　　　[英]伯纳德·库普（Bernard Coope）
主　审　范甲卯
主　译　朱　瑜　史亚丽　董　燕

WILEY　　　　CTS K　湖南科学技术出版社

著作权合同登记号 18-2022-102

图书在版编目（ＣＩＰ）数据

ABC 痴呆症：第 2 版 ／（英）费利西蒂・A. 理查兹,（英）伯纳德・库普著；
朱瑜，史亚丽，董燕主译. —长沙：湖南科学技术出版社，2022.6（2023.11重印）
（全科医学系列丛书）
ISBN 978-7-5710-1509-1

Ⅰ．①A… Ⅱ．①费… ②伯… ③朱… ④史… ⑤董… Ⅲ．①痴呆—诊疗
②痴呆—护理 Ⅳ．①R749.1②R473.74

中国版本图书馆 CIP 数据核字(2022)第 051388 号

全科医学系列丛书
ABC CHIDAIZHENG DI 2 BAN
ABC 痴呆症 第 2 版
著　者：[英]费利西蒂・A. 理查兹　[英]伯纳德・库普
主　译：朱　瑜 史亚丽 董　燕
出 版 人：潘晓山
出版统筹：张忠丽
责任编辑：李　忠 杨　颖
特约编辑：王超萍
出版发行：湖南科学技术出版社
社　　址：长沙市芙蓉中路一段 416 号泊富国际金融中心
网　　址：http://www.hnstp.com
湖南科学技术出版社天猫旗舰店网址：http://hnkjcbs.tmall.com
邮购联系：0731 - 84375808
印　　刷：湖南省众鑫印务有限公司
　　　　　（印装质量问题请直接与本厂联系）
厂　　址：长沙县榔梨街道梨江大道20号
版　　次：2022 年 6 月第 1 版
印　　次：2023 年 11 月第 2 次印刷
开　　本：787 mm×1092 mm　1/16
印　　张：7.5
字　　数：195 千字
书　　号：ISBN 978-7-5710-1509-1
定　　价：99.00 元

（版权所有　•　翻印必究）

List of Translators

译者委员会

（所有人员均来自山西省临汾市中心医院）

主　审　范甲卯
主　译　朱　瑜　史亚丽　董　燕
副主译　蔡　霞　祁　超　杜艳芳　刘　俊　梁　辉　张晓杰

Introduction

引　言

在过去的几十年里，对痴呆症及导致痴呆症的脑部疾病相关研究迅速发展，包括神经病理学、病因学、成像和遗传学。反过来，这些研究又引入了药物治疗，但证据表明药物治疗效果有限。迄今为止，尚没有一种可行的治疗方法可以改善导致痴呆症，也没有证据支持筛查。

长期的研究还发现，许多临床上用于帮助老年痴呆症患者的治疗方法弊大于利。镇静药如抗精神病药的临床效果很小，且已知会增加患者的死亡率。幸运的是，目前已从药物治疗转向一系列非医疗干预措施，以帮助那些最痛苦或最难护理的患者。其核心是以人为中心的护理研究理论的蓬勃发展。

证据基础虽然不断变化，但护理干预的有效性仍然是最重要的。通过提供信息和情感来支持护理人员，可以让护理人员长期在家提供护理，减少转移到长期安置点的可能。在诊断设备的辅助下，检查细致并沟通良好的早期诊断过程可以提高痴呆患者及其家人的护理质量，并降低未来的风险。

社会的变化

痴呆症是一种随着年龄增长而愈加普遍的疾病。在英国，超过一半的痴呆症患者年龄在80 岁以上。全世界的痴呆症患者均在这个年龄段增多，而且随着年龄的增长，痴呆症患者的数量也在攀升。

随着痴呆症患病人数的增加，家庭结构也在发生变化。传统上，家庭成员会介入为痴呆症患者提供护理，其中大多数是配偶或女儿。随着年龄的增长，伴侣会分开，孩子从事全职工作，与父母的距离越来越远。家人会希望找医疗和社会护理专业人士承担护理角色。

与人口增长同样重要的，是新一代痴呆症患者不断增加的信心，对前沿的早期诊断的需求说明了这一点。在过去的 10 年中，在心理上人们从"视而不见"到担心这些变化是否表示痴呆症发作。最关键的是，这种关切往往伴随着想去了解情况，并要求进行评估。这种内心的开放揭示了另一个事实，现在 50 岁以上的人更害怕患痴呆症，而不是癌症。

政策与政治

2007 年，英国国家审计署（National Audit Office）公布了《改善痴呆症患者的服务和支持》报告，痴呆症成为一个政治问题。这份报告中包括一项经济分析，显示痴呆症的花费，比心脏病、脑卒中和癌症的总和还多。大部分费用是社会服务花费或直接由患者及其家庭支付的，而不是国民医疗服务（NHS）产生的。痴呆症不再是小事，它已经成为这个国家面临的最昂贵的疾病。

目前，痴呆症在政治上具有很高的知名度，前首相戴维·卡梅伦（David Cameron）发起了痴呆症挑战赛，其愿景是到 2020 年之前改善英国的痴呆症护理。对这一方法的批评之一是将诊断率作为临床小组的关键绩效指标。统计患有痴呆症的人数与诊断的准确性、经历过程或诊断后获得的支持和建议无关。

ABC痴呆症

本书的目的是让读者获取知识，帮助他们完成照顾痴呆症患者的生活这一重要任务。本书主要考虑到专业人员的培训需求，但也希望广大普通读者也能受益。《ABC 痴呆症》第 1 版（2014 年）被评为 2015 年"痴呆症处方阅读好书"之一——这是由阅读社（The Reading Agency）发起，旨在为所有需要对痴呆症有更多了解的人提供的阅读资源。

有些章节的专业性不可避免。痴呆症是影响人类大脑的常见疾病，其诊断评估和治疗过程都非常重要，但本书的主要目的是，为所有照顾和帮助痴呆症患者尽可能好地生活提供资源。这些章节还会帮助读者思考对痴呆症患者有重大影响的观念问题。目前，所有的医学治疗提供的益处都很有限，而且通常会存在不良反应或其他风险。因此，早期诊断的价值更多在于为痴呆症患者及其周围的家人和朋友提供机会，让他们找到患者的最佳生活方式，并获得有助于改善痴呆症的知识和技能，并思考和规划未来。关于以个人为中心的护理和家庭痴呆症的章节值得关注。

对于医疗和社会护理专业人士来说，护理痴呆症必须以患者为中心。无论是在初级保健诊所还是专科医院，这都意味着要迎接这种工作方式转变所带来的挑战。痴呆症患者很容易成为被动的护理接受者，家庭护理人员也很容易被视为来访者而不是真正的伴侣。从伦理和法律的角度来看，这可能并不理想。照顾一个即将临终的痴呆症患者非常重要的一个方面就是要处理好心态而不是拥有特定的技能，最后一章关于生命终期护理的内容将发人深省。

在这本书的开头，我想提到英国痴呆症行动联盟（National Dementia Action Alliance）开展的一项活动，旨在改善痴呆症患者的生活。它的两个"运动"特别值得关注。

"痴呆症词汇很重要"

"痴呆症词汇很重要"解决了语言对痴呆症患者产生的有害影响。在提到患有痴呆症的人时，经常会听到"痴呆症患者"或"痴呆"等词。英国面临的痴呆症问题可以被描述为"海啸""定时炸弹"或日益增长的负担。虽然其意图可能是引起人们对痴呆症严重性的关注，但这些术语也可能对那些将自己视为"患有痴呆症"的人产生破坏性影响。

痴呆症声明

这些声明是由痴呆症患者及其护理人员提出的。痴呆症患者是声明的中心，无论其年龄、疾病所处阶段或严重程度如何。

这些声明中使用的"我们"包括痴呆症患者以及他们的护理人员、家人和其他所有受痴呆症影响的人群。我们有权得到认可，有对生活做出选择的能力，包括承担风险和为社会做出贡献。我们不应该被诊断定义，我们也不应该为此感到羞耻。

我们有权在没有歧视或不公平的情况下继续生活，被接纳并融入我们的社区，而不是孤立或孤独地生活。

我们有权获得准确的早期诊断，并从了解我们以及受过痴呆症培训的人员那里获得循证、适当、富有同情心且资金充足的护理和治疗。无论我们住在哪里，都必须满足我们的需求。

作为被护理者，我们有权受到尊重和认可，应提供教育、支持、服务和培训，让我们能够对未来进行规划和决策。

我们有权决定是否找出痴呆症的病因、了解治疗和护理过程，并从中获得支持。

痴呆症声明、注释和指南可在以下网址找到：

www.dementiaaction.org.uk/nationaldementiadeclaration。

Contents

目　录

Chapter 1	**Dementia in the UK**
第 1 章	**英国的痴呆症**

Bernard Coope
Dorset Health Care University NHS Foundation Trust, Dorset, UK

概述

- （截至成书）英国有 835 000 名痴呆症患者。
- 痴呆症是英国面临的最昂贵的医疗保健问题。2014 年的经济损失超过 260 亿英镑，比心脏病、脑卒中和癌症的总和还多。
- 痴呆综合征（the syndrome of dementia）包括由大脑疾病引起的认知技能受损，严重时足以损害日常功能。
- 痴呆症不仅仅是记忆障碍。
- 并非所有老年人都患有痴呆症，也并非所有患有痴呆症的人都是老年人。

引言

痴呆症（dementia）是一种临床综合征（参见框 1.1）。本章研究"痴呆症"的定义，并探讨了英国所经历的与痴呆症相关的许多问题。

框 1.1　痴呆综合征（the syndrome of dementia）定义

痴呆综合征由三部分组成：

- 认知技能受损。
- 由大脑疾病所引起。
- 严重时足以损害日常功能。

值得花时间来看看这个定义的含义。

- 痴呆症是一种综合征。定义的核心是心智技能衰退。为了诊断痴呆症，需要明确识别这些变化，这通常意味着要获得心智技能评估的详细病史。痴呆症与一个人的大脑运转状况有关，而不与病理状况有关，也不能通过脑部扫描来诊断，就像关节炎患者的关节 X 线不能显示疼痛一样。引起痴呆症的疾病在第 2 章中有介绍。

- 认知功能（cognitive functions）是指各种各样的大脑活动。"认知功能"一词包括记忆编码、知识的长期储存、词汇发现、语言理解、面部或物体识别、活动和判断的计划和组织。不同的脑部疾病导致不同的认知变化模式。痴呆症不仅仅是记忆障碍。
- 要诊断痴呆症，必须有充分的理由怀疑为大脑病变。脑成像可能会有所帮助，但在实践中，大脑疾病通常是从心智技能的变化推断出来的。
- 脑部病变出现时很可能没有患痴呆症。随着成像技术的发展，在出现任何症状的前几年就可以诊断出阿尔茨海默病。影像学上显示出血管变化非常普遍，而且就其本身而言，并不意味着血管性痴呆。
- 日常功能受损是一个重要但不准确的术语。心智技能的微小变化通常不称为痴呆症，尽管患者、护理人员和临床医生可能对何时发生功能变化存在意见分歧。对于那些可检查出的认知功能变化但不影响日常功能的人，有时会使用术语"轻度认知障碍（mild cognitive impairment，MCI）"。
- 在讨论痴呆症时，我们应该注意不要将综合征和病理作为可互换的概念。

术语

　　20 世纪 70 年代，已故的老年病学家伯纳德·艾萨克斯（Bernard Isaacs）鼓励使用"慢性脑衰竭"这个词来替代"痴呆症"。其目的是强调器官衰竭，并使该定义与其他常用术语（如心力衰竭）保持一致。"急性脑衰竭"代表谵妄。最终，这个词被删除，因为它有太多的负面含义，但这一原则值得反思。当大脑功能的改变影响我们的日常生活时，我们会患痴呆症。

　　英国国家审计署在其开创性的报告《改善痴呆症患者的服务和支持》中，采取了更直截了当的方法，选择了简单的术语"进行性和晚期脑部疾病"。尽管这可能不尊重综合征 / 病理的区别，但它的优点是可以将痴呆症的严重性广泛传达给意见领袖和政治家。

流行率和人口统计学
阿尔茨海默病协会在 2014 年整理了以下有关痴呆症的事实。

- 目前英国有 835 000 名痴呆症患者。
- 英国有超过 25 000 名痴呆症患者是黑人和少数族裔。
- 2/3 的痴呆症患者是女性。
- 英国有 670 000 名痴呆症护理人员。
- 痴呆症家庭护理人员每年为英国节省超过 110 亿英镑。
- 住在养老院的人中大约 69% 患有某种形式的痴呆症。
- 2/3 的痴呆症患者住在社区，1/3 的痴呆症患者住在疗养院。
- 各地区的痴呆症诊断率存在显著差异，为 30% ~ 75%。

经济影响

在国家审计署于 2007 年发布关于痴呆症的报告之前，痴呆症从未被视为优先事项。正是这份报告中强调的痴呆症对英国的影响，让政府有了解决这一问题的意愿。该报告详细介绍了痴呆症的真实情况——不仅是 NHS 和社会服务部门在痴呆症上的支出，还有个人在护理上的花费，以及护理人员请假造成的收入损失。结论是略高于 170 亿英镑。

这笔款项的意义在于，如果对其他疾病进行相同的分析，则痴呆症在英国的花费超过心脏病、脑卒中和癌症的总和。痴呆症是英国面临的最昂贵的医疗保健问题，并将继续呈上升趋势。2014 年的经济损失超过 260 亿英镑。英国有 67 万名护理人员，每年为国家节省 110 亿英镑。

谁患有痴呆症

随着年龄的增长，导致痴呆症的疾病越来越常见，大多数痴呆症患者都在 80 岁以上，但并非所有老年人都有痴呆症，也并非所有痴呆症患者都是老年人，65 岁以下的人也可能会患痴呆症。需要专业技能人才以解决诊断的多样性和复杂性、复杂的个人和家庭反应以及与年龄相关的问题（如就业）。第 9 章研究了年轻人及其家庭的需要。

由于男性往往比女性死得早，痴呆症患者中有 2/3 是女性，年龄歧视就是性别歧视。这意味着老年痴呆症护理机构中女性的比例可能更大——包括住院医生和工作人员。男性在这些环境中可能感觉不太舒服，更具有挑战性。帮助有学习障碍的痴呆症患者健康生活是一门专业的学问。

有学习障碍的人，尤其是患有唐氏综合征的人，在年轻时更容易患上痴呆症。唐氏综合征患者通常在 40 多岁时患上痴呆症，这一观察结果表明痴呆症与 21 号染色体有关，最后发现与淀粉样前体基因有关。

黑人和少数族裔群体。在黑人和少数族裔群体（BAME 群体）中，痴呆症的发病年龄更小，但这些群体所接受的痴呆症服务却不足。随着人口老龄化程度加深，预计黑人和少数族裔群体的痴呆症患者人数将显著增加。据估计，英格兰和威尔士有 25 000 名黑人和少数族裔患有痴呆症，2026 年将增至 50 000 人，2051 年将增至 172 000 人，40 年间增长了 7 倍，相比之下，在同一时期整个英国人口中患有痴呆症的人数只增长了 2 倍。服务机构需要采取措施，以确保他们接触到少数族裔社区服务并解决评估和支持方面的问题。诊断设备必须考虑语言设计，并在可能的情况下以患者的首选语言进行测试。需要考虑教育背景以及许多认知测试中的先入之见。即使像“这是什么季节？”这样的简单问题也可能因个人背景而无法回答。

痴呆症的多样性

医学上通常将痴呆症分为 3 个严重程度：轻度、中度和重度。然而，最好将痴呆看作一个人正在经历的一段旅程，而不是一系列疾病——从之前被认为是“正常”的个体，到心智技能的显著变化，这些变化趋向一致，然后变得足够清晰，足以使用痴呆症这一术语。随着患者经历病情的不同阶段，心智技能可能会丧失，其他特征可能不断反复，生活质量与痴呆症的严重程度没有密切联系。作为不治之症，这个人的旅程将以痴呆症或其他原因导致的死亡而告终。

痴呆症很少表现为一种疾病。通常，近旁的家属照顾痴呆症患者，他们的生活也不可避免地因此而改变。他们有一个令人不满的称呼——"护理人员"。针对护理人员的研究通常指出这一角色会承受许多负面影响，例如负担重、紧张和压力大，但也有积极的一面。思考家庭中痴呆症患者如何改变家庭关系以及患者的人生经历会更有用，这种错综复杂的关系将在第 6 章中详细讨论。

不断变化的旅程

认知技能丧失是痴呆综合征的核心特征，但还有更多，可以体验一系列非认知特征。

精神病

妄想（固定的、错误的信念）和幻觉（没有相应对象的知觉）在痴呆症的某些阶段是常见的，尽管这些经历可能只是短暂的出现。复杂的视觉幻觉是路易体痴呆症的核心特征。这些特征有时对痴呆症患者影响不大，甚至令人愉快；然而，它们也可能让人极其痛苦或产生危险侵略行为。一个患有痴呆症的人如果认为他的配偶是个骗子，他可能会对她生气或者施暴，这是可以理解的。如果在房子里看到被肢解的尸体或蛇，多么恐怖，不得不一个人跑出家门，不再相信你的家是你自己的，这肯定会令人沮丧。

情绪障碍

痴呆症通常伴随抑郁症，也可能是暂时的。原因可能是多方面造成的，包括主观上感到世界令人困惑、理解能力的丧失、其他人的行为或脑部疾病引起。抑郁症在疗养院患者中尤其常见。尽管没有证据支持，但他们通常使用抗抑郁药治疗。而通过以人为中心的护理和做有意义的活动来提高生活质量的策略可能更有成效。

行为变化

性格的改变或挑衅他人的行为会让亲人感到痛苦，并可能成为护理者的头号困扰。尽管痴呆症正在改变患者，但重要的是不要把它看作是痴呆症的症状。无聊或痛苦可能会引起愤怒或歇斯底里。而互动是一种交流，我们应该扪心自问，交流的是什么。如果一个烦躁不安的女人在寻找她的母亲，这很容易让人认为她健忘、不正常，或者相反，是在表达对舒适和熟悉的依恋，她在试图满足这种需求。第 8 章探讨了挑衅行为。

> **依恋**
>
> 　　"依恋"这个词在这本书中反复出现。这个概念是由 John Bowbly 提出的，它描述了重要而牢固的关系的本质。我们有一种进化的倾向，形成强大的社会纽带，我们的依恋模式形成的本质是由生命早期的经历塑造的。依恋的需求永远不会消失，它是成年人生活中健康的一部分。即使是那些患有严重痴呆症的人也会有依恋的需求，尽管这种需求的表达可能并不明显。例如，在焦虑时寻找分离多时的母亲。不论是在过去和现在，了解个人和个人的关系模式，都是以人为中心的护理的重要组成部分。

身体残疾和死亡

　　引起痴呆症的脑部疾病在老年人中更为常见，因此可能经常伴随其他限制生命的健康问题。即使没有这些伴随疾病，痴呆症本身也会缩短寿命。目前痴呆症是五大潜在死亡原因之一。在 65 岁以上死亡的人中有 1/3 患有痴呆症，行动不便和吞咽不良导致感染的风险更高。最好将痴呆症视为严重脑部疾病的晚期，而不是单纯的急性疾病。在生命结束前，执行良好的姑息治疗首先要认识到重度痴呆症的影响。早期诊断为人们提供了机会，让他们知道自己未来的愿望，并为选择适当的护理和死亡地点做计划。

　　但家人的旅程在患者死后仍然继续。研究表明，痴呆症患者去世后，丧亲之痛可能会持续更久、更深。其实，悲伤在痴呆症患者去世之前很久就发生在亲属身上了。临终前的良好照顾、与家人一起生活以及丧亲后的关怀会有所帮助。第 13 章论述了这一重要却经常被忽视的领域。

谁能提供帮助

> **框 1.2　谁能提供帮助**
> * 痴呆症患者。
> * 家人和朋友。
> * 初级保健。
> * 社会关怀与住房。
> * 护理中心。
> * 急诊中心。
> * 专业心理健康团队。
> * 志愿者组织。

　　痴呆症患者。这往往没有明确的开端，因为痴呆症患者通常是被动接受治疗的人。早期诊断给早期痴呆症患者时间来规划生活和表达对未来的愿望。

　　家人和朋友。在英国，家人和朋友为患者提供了大量的护理。专业人士也发挥了作用，可以帮助家人了解痴呆症并提供护理指导。

初级保健。全科医生（general practitioners，GPs）和其他初级保健人员都能很好地帮助痴呆症患者生活。有些可能与家庭医生建立了联系，家庭医生也可能认识其他的家庭成员，他们对个人健康的整体看法比专家要广泛得多。痴呆症的初级保健是第 10 章的主题。

社会关怀。痴呆症患者及其护理人员有权享受福利待遇——工作津贴和护理人员津贴。应评估提供护理的所有非正式护理人员。正式的护理安排可以使一个人在家里待上许多年，理应获得额外的支持。例如，在个人护理、营养和药物依从性方面提供指导。社区工作者可以在这方面帮助指导痴呆症患者及其家庭。像直接上门这样的服务对早期痴呆症患者特别有用，可以让痴呆患者获得所需的支持。设置临时安置服务也是一个选择，让非正式的照顾者暂时休息一下。

辅助技术

近年来，支持痴呆症患者保持独立和安全的技术手段日益增多。全球定位系统定位器可能给那些喜欢每天散步但可能迷路的人带来更多的信心，带警报的自动平板电脑有助于提高患者的依从性。技术在快速变化，它可以支持但不能取代护理人员。

护理中心。很可能需要为痴呆症患者做出长期安置的安排。1/3 的痴呆症患者住在家或疗养院。学习痴呆症护理技能对员工和家人来说都很重要，但需要付出时间和精力。与没有痴呆症的人相比，住在养老院的痴呆症患者更有可能因一些本可避免的病症（如压疮、感染、脱水）而去医院。

急诊中心。痴呆症患者会发现去急诊中心非常艰难，医院也会发现痴呆症患者治疗很困难。一些问题的解决办法将在第 11 章中讨论。

专业心理健康团队。老年社区心理健康团队（community mental health teams，CMHTs）是多学科团队，通常包括精神科医生、社区心理健康护士（community mental health nurses，CMHNs）、职业治疗师和社会工作者。他们的工作对象是痴呆症患者和其他心理健康状况较差的人。他们通常帮助那些最需要帮助的人（出现危险行为的患者、崩溃的护理人员），但不能无限期地随访。他们为痴呆症患者提供专业治疗。记忆门诊或痴呆症早期干预（memory clinics or early intervention dementia services）可以处理诊断评估并给予药物治疗。有时，痴呆症专业护士和痴呆症家庭顾问也在团队之中。

志愿者组织。像阿尔茨海默病协会和英国老龄协会（Age UK）这样的组织可以通过优秀的互联网网站提供丰富的信息，从而提供更加直接和个性化的服务。在英国的一些地区，这些服务机构被委托向痴呆症家庭提供顾问，人们可以向这些顾问寻求建议和帮助。痴呆症咖啡馆（Dementia Cafés）为痴呆症患者及家人提供定期聚会的场所，他们也可以在此寻求同龄人的支持，这为帮助痴呆症患者健康生活做出了非常大的贡献。

结论

　　痴呆症是英国面临的一个重要问题，在许多方面挑战着英国国家医疗服务体系（NHS）。在过去弥漫的悲观主义认为"治疗痴呆症是没有意义的，所以无能为力"，而新出现的过于简单的乐观主义认为"我们可以预防痴呆症或阻止它恶化，所以每个人都应该去做早期诊断"，两者之间存在着大量机会来帮助那些痴呆症患者。2019 年，英国国家临床医学研究所（NICE）更新了 NHS 的痴呆症质量标准，其中包含了这一点。

痴呆症良好生活声明

　　声明 1：建议痴呆症高发人群在中年阶段改变生活方式，可以降低患痴呆症的风险。
　　声明 2：如果对认知能力下降进行了诊断，疑似痴呆症的患者将被转诊到痴呆症专家门诊。
　　声明 3：痴呆症患者在诊断以及健康和社会护理审查时可参与讨论护理计划。
　　声明 4：痴呆症患者可指定一位执业医师来指导护理。
　　声明 5：痴呆症患者积极参加社会活动，可以提高幸福感。
　　声明 6：痴呆症患者在开始非药物治疗或药物治疗前要进行结构化评估。
　　声明 7：为痴呆症护理人员提供教育和技能培训。

深度阅读

1. Alzheimer's Society, Dementia 2012, A National Challenge. 2012. www. alzheimers.org.uk.

2. Alzheimer's Society, Opportunity for Change. 2014. www.alzheimers.org.uk.

3. Brayne et al. Dementia before death in aging societies. PLOS Med 2006; 3:10. National Audit Office, Improving Services and Support for People with Dementia. 2007. www.nao.org.uk.

4. National Institute for Health and Care Excellence. Dementia Quality Standards. 2010. www.nice.org.uk.

5. NICE (National Institute for Health and Care Excellence), Dementia Quality Standard [QS184]. June 2019. https:// www.nice.org.uk/Guidance/ Conditions-and-diseases/Mental-health-and-behavioural-conditions/ Dementia.

6. Prime Minister's Challenge on Dementia, 2020. Gov.UK. 21 Feb. 2015. https:// www.gov.uk/government/ publications/prime-ministers-challenge-on-dementia-2020.

第 2 章 | 痴呆症的病因

Georgios Theodoulou[1] *and Ranjeev Jaswal*[2]
[1] Worcestershire Health and Care NHS Trust, Worcestershire, UK
[2] Dorset Health Care University NHS Foundation Trust, Dorset, UK

概述

· 不同的大脑疾病会导致认知功能发生不同的变化。
· 阿尔茨海默病（AD）仍然是英国痴呆症的主要病因。
· 在痴呆症的发展过程中，环境和基因之间存在相互作用。
· 血管风险因素与患痴呆症（包括阿尔茨海默病）高度相关。

引言

痴呆症的不同类型反映了多种病因（参见表 2.1）。更好地理解这些有助于准确的诊断，这反过来会有助于痴呆症患者及其护理人员获得适当的支持和可用的药物治疗。此外，更好地理解不同类型的病理将有望产生更好的心理社会和药理学治疗效果。痴呆症的主要病因列于表 2.2，本章对此进行了详细讨论。痴呆综合征的不常见病因也在表 2.2 列出。有关痴呆症年轻化的主要病因，请参阅第 9 章。

表 2.1　导致痴呆症的原发性神经退行性病变分类

Tau 蛋白病	进行性核上性麻痹，皮质基底动脉变性，PiD 和 FTDP17（阿尔茨海默病？）
α 共核蛋白病	帕金森病痴呆 / 路易体痴呆
淀粉样病变	阿尔茨海默病
朊病毒病	克－雅病（CJD）
多聚谷氨酰胺疾病	亨廷顿病

表 2.2 痴呆症的主要病因（相对百分比）

阿尔茨海默病（62%）
脑血管疾病（17%）
阿尔茨海默病并发脑血管疾病（10%）
路易体痴呆 / 帕金森病（6%）
额颞叶痴呆综合征（2%）

痴呆综合征不常见的病因

酒精
多发性硬化
正常压力性脑积水
副肿瘤 / 自身免疫
亨廷顿病
肝豆状核变性
克 - 雅病
艾滋病痴呆综合征
异染性脑白质营养不良
占位性病变

表 2.3 其他类型的痴呆症

亨廷顿病

常染色体显性遗传性退行性疾病，以进行性精神病和运动障碍为特征，伴有痴呆。亨廷顿病是一种三重重复的疾病，4 号染色体上的亨廷顿基因发生突变，导致亨廷顿蛋白中加入一个扩大的多聚谷氨酰胺部分。突变在神经元内形成聚集，导致细胞死亡。

克 - 雅病 / 朊病毒病

与癫痫相关的快速进展性痴呆症。致病过程涉及一种称为"细胞朊蛋白"的正常细胞表面蛋白转化为异常折叠和抗蛋白酶的亚型。少数（15%）是由朊蛋白基因突变引起的，但大多数是散发性的，典型的是由克 - 雅病引起的。

多发性硬化

中枢神经系统（CNS）慢性病，包括炎症、脱髓鞘和神经退行性过程。有原发性、继发性和复发 / 缓解型。痴呆症可能是多发性硬化的神经精神表现的一部分，在极少数情况下，痴呆症是多发性硬化的唯一表现。认知缺陷的模式和严重程度与疾病持续时间或身体残疾无关。

边缘叶脑炎

包括一系列选择性影响边缘系统（杏仁核、海马、下丘脑、岛叶皮质和扣带回皮质）的炎症性病症。这些症状可出现相对快速的痴呆症和 / 或其他神经精神体征和症状。最初认为与癌症或身体其他部位感染引起的自身免疫反应有关，现在认为与电压门控性钾离子通道（VGKC）和 N-甲基 -d-天冬氨酸（NMDA）受体的抗体有关。可以用血浆置换治疗。

艾滋病痴呆综合征

晚期 HIV-1 疾病进展的特征，早期抗逆转录病毒治疗罕见。HIV-1 病毒是嗜神经性的，但在中枢神经系统具有一定的致病性。然而，理论上认为，在某些情况下，感染会导致炎症级联反应，进而通过细胞因子导致细胞死亡。

异染性脑白质营养不良

一组遗传性脂质代谢紊乱病之一，是由芳基硫酸酯酶 A 酶缺乏引起的，这反过来会损害髓鞘的生长发育。成人表现为神经症状和痴呆症。

占位性病变（SOL）——肿瘤 / 硬膜下血肿

占所有痴呆症病例的 3%。大脑某些部位的占位性病变可能会增加颅内压，导致痴呆症。额叶脑膜瘤是一种典型的产生痴呆症体征的肿瘤病变。

酒精

长期过度饮酒对脑细胞有直接的神经毒害。

阿尔茨海默病（AD）

有 3 种主要的阿尔茨海默病表型：
1. 典型的阿尔茨海默病。
2. 后皮质萎缩（PCA）。
3. 少词性失语症（LA）。

临床特征

在每种情况下，细胞病理相似，但病理分布使其具有特征性的临床表现：

1. 典型的阿尔茨海默病

典型的阿尔茨海默病主要见于老年人，尤其是 70 ~ 80 岁的老年人。患者呈现出不明显的记忆退化，最明显的是在学习新知识时，但在回忆以前时也是如此。注意力相对较好。

这种健忘症的表现与阿尔茨海默病的病理机制倾向于与海马和扣带回的内侧结构有关。

数年后，疾病扩散到大脑皮质，影响颞叶、顶叶和额叶，相对而言枕叶较少。轻微的语言障碍通常发生在健忘症患者身上，额叶功能的退化会导致计划和组织能力下降。

随着疾病进展，患者会出现明显的语言障碍，出现发音异常和语法变化。严重时，个人的基本理解和交流受到严重影响，甚至出现更严重的身体残疾，行动能力下降，吞咽困难和尿失禁。这些特征的出现使个体容易感染和营养不良，影响寿命。

案例小插曲——在过去的 18 个月里一位 75 岁的退休教师的短期记忆出现隐匿性衰退：忘记约会、谈话和事情。把东西放错地方，为理财而挣扎。在陌生的环境度假时迷路了。她有高血压和骨关节炎病史，Addenbrooke 认知功能检查量表（ACE-Ⅲ）评分为 79/100。CT 头部扫描：脑萎缩。诊断为阿尔茨海默病。

2. 后皮质萎缩

在后皮质萎缩中，阿尔茨海默病主要影响枕区，在早期阶段视觉空间功能发生改变。对物体的视觉识别和感知物体在空间中的位置——判断空间思维的"什么"和"哪里"均受到影响。改变的不仅仅是视觉，还有人的三维空间识别能力，这会过早丧失穿衣等实用技能。

有时会引起巴林特综合征三联征：凝视性失用（难以注视物体）、眼球共济失调（难以用视觉引导手接触物体）和视觉综合失认（难以在视野中感知多个物体）。

在早期阶段，大脑的其他区域没有受到影响，因此记忆、语言和额叶功能受到的影响较小。患者通常能清楚地回忆起自己的困难，并能清楚地表达出来。矛盾的是，这意味着他们可能不会被认真对待，而在简单认知评估的良好表现又加剧了这一问题。后皮质萎缩通常在比典型阿尔茨海默病更年轻的年龄组中发现。

案例小插曲——起初一名 62 岁的男子多次向他的配镜师抱怨他的视力。他后来因阅读困难、空间定向障碍和动作缓慢而被转诊至心理健康服务机构。当几个物品同时呈现时，他无法伸手去拿其中任何一个物体，但如果它们单独呈现，他就能说出这些物品的名字。

3. 少词性失语症

少词性失语症是一种原发性进行性失语症（PPA），表现为早期阶段言语流利表达的能力出现明显障碍。它类似于进行性非流利性失语症（PNFA，一种额颞叶痴呆），但通常不是纯粹的语言障碍，因为它通常伴有视觉记忆和视觉空间功能的减退。没有言语失用症（重复多音节词）有助于将其与进行性非流利性失语症区分开来。随着病情的发展，逐渐类似于典型的阿尔茨海默病。

对于原发性进行性失语症的诊断，在疾病的初始阶段，患者会出现显著的孤立性语言缺陷。一般来说，少词性失语症表现为难以找到单词，比如说，一个人在说话时可能会有停顿，而且很难说出人或物体的名字，但单词理解能力没有变化，工作记忆可能会受到影响。因此，个人可能会越来越难以重复句子和短语，或遵循冗长的指令。在疾病后期，患者可能很难找到单词，以至于完全停止说话。

阿尔茨海默病的病理特征

三种亚型均有 β 淀粉样蛋白（Aβ）——含有老年斑和高度磷酸化 tau 蛋白的神经原纤维缠结（neurofibrillary tangle，NFT），在某种程度上，这也发生在健康大脑中——"淀粉样蛋白级联假说"（参见框 2.1）。病理导致从迈内特基底核投射的乙酰胆碱神经系统中断，即"胆碱能假说"。血清能和去甲肾上腺素能投射也受到较小程度的影响。

框 2.1　阐释淀粉样蛋白级联假说

- 淀粉样前体蛋白（APP）在 21 号染色体上编码，并被 α、β 和 γ 分泌酶依次切割成 Aβ。
- Aβ 的长度在 37 ~ 42 个氨基酸之间变化。阿尔茨海默病的老年斑主要由 42 个氨基酸长度的 Aβ（Aβ42）组成。存在不成比例的活性 γ 分泌酶时，会产生更大比例的 Aβ42[主要的切割途径是 α 分泌酶（95%）导致非淀粉样蛋白生成]。
- γ 分泌酶有两个已确认的突变——早老素 1 和早老素 2——占家族性阿尔茨海默病（FAD）的 5%。
- 修正的淀粉样蛋白级联假设指出异常的淀粉样蛋白沉积先于神经原纤维缠结的形成，尽管还不清楚其中一个如何影响另一个。tau 蛋白对微管功能很重要，因此神经原纤维缠结形成发生功能障碍会破坏细胞结构，导致细胞死亡。

血管性痴呆（VaD）

临床特征

大脑的功能会因缺血而受损。血管性痴呆症的临床表现多种多样，随时间推移和心智技能的变化而变化。血管性痴呆典型的逐步恶化可能被夸大了，出现了多发关键性梗死的罕见表现。

大脑皮质缺血导致局部脑功能不良，进而可产生局部认知改变（如语言障碍或面部识别功能受损），但同一个体的某些脑功能可能未受影响。

在血管性痴呆患者中，类似于阿尔茨海默病表现的阵发性记忆损害是常见的。与阿尔茨海默病相比，执行力和视觉空间能力障碍、注意力不集中、思维迟钝和冷漠在其病程早期更为常见，抑郁或情绪不稳定也更为常见。每日情绪波动和夜间发作比较常见（参见阿尔茨海默病）。血管性痴呆出现的精神病现象，可能与路易体痴呆的相关症状类似。

皮质下损伤可能会导致注意力或动机的不太明显的变化，冷漠对护理人员既是伤害又是挑战。有关血管性痴呆症的常见类型，请参见框 2.2。

框 2.2　血管性痴呆的类型

· 皮质下血管性痴呆：脑深部小血管狭窄，称为小血管病。
· 脑卒中后痴呆：大面积关键性的梗死导致痴呆症（进行性认知改变）。
· 多发性梗死性痴呆：通常表现为多发性腔隙性梗死。

案例小插曲——一位 74 岁的老人出现短期记忆问题，在谈话中忘记名字和词汇。他在警觉时正常，而在其他日子，他可能会迷失方向。他能自己管理财务，开车也很安全。他无法记住最新消息，有时甚至会忘记吃饭。他偶尔服药，有高血压、糖尿病、心房颤动和短暂性脑缺血发作病史。Addenbrooke 认知功能检查量表（ACE-Ⅲ）评分为 73/100。CT 头部扫描：广泛的小血管缺血性改变和小腔隙性梗死。诊断为血管性痴呆。

血管性痴呆的病理特征

血管性痴呆是由于大脑血流减少引起的。大脑中的神经细胞需要氧气和血液中的营养物质才能存活。当大脑的血液供应减少时，神经细胞的功能就会减弱，最终死亡。

脑缺血损伤可通过微血管病变（弥漫性小血管病）、关键部位梗死或多发性腔隙性梗死发生。血管炎也可能引起缺血损伤。细胞损失越多，损伤越严重，尽管与损伤部位也有关系，例如，双侧丘脑梗死可能产生严重的健忘症。一种显性遗传的弥漫性白质疾病称为伴皮质下梗死和白质脑病的常染色体显性遗传性脑动脉病（CADASIL）。通常会有血管危险因素和血管疾病。

混合性痴呆

混合性痴呆的临床和病理特征

阿尔茨海默病和血管疾病病理的共存可能会导致痴呆，即使单独存在任何一种病理改变不足以产生痴呆综合征。这两种情况都很常见，但共同发生比单独发生更常见。这可能是因为一些风险因素相同，例如糖尿病和 ApoE 基因型。

路易体痴呆（DLB）/帕金森病痴呆（PDD）

临床特征

路易体痴呆（DLB）和帕金森病痴呆（PDD）是大脑路易体病理的临床表现，这两种病症被认为属于同一疾病谱系。

路易体痴呆最初表现为波动的认知变化，通常涉及记忆相对完整的视觉空间技能衰退，伴随心智技能退化，包括视觉幻觉（结构良好且详细）、注意力和意识明显波动、锥体外系症状、跌倒、可能先于认知能力下降的快速眼动（REM）睡眠行为障碍和抗精神病药敏感性。对抗精神病药物敏感可能很严重甚至危及生命。病史变化可能与急性谵妄相似，诊断可能依赖于知情者提供的详细的纵向病史。

路易体痴呆中，帕金森病的特征可能很微妙：缺乏面部表情、运动迟缓和僵硬或声音单调，很容易被误认为是抑郁症。步态可能缓慢，失去手臂摆动，但震颤不常见。

高达 80% 的帕金森病患者可能继续发展为痴呆症，这通常被称为帕金森病痴呆，表现与路易体痴呆非常相似。在研究中，建议使用痴呆症和帕金森病发病之间的"一年法则"来区分帕金森病痴呆和路易体痴呆。

案例小插曲——一位 70 岁的老人出现了生动的视觉幻觉：他描述家里有动物和人，以及过去几年睡眠不佳、梦境清晰的情况，并发现散步时很难确定自己的方向。他的妻子注意到他的行动和思想普遍放慢。他的 Addenbrooke 认知功能检查量表（ACE-Ⅲ）得分为 77/100，在视觉空间任务和识别物体方面失分。头部 CT 扫描报告为正常。诊断为路易体痴呆。

路易体痴呆 / 帕金森病痴呆的病理特征

路易小体是神经元胞浆内的内含物，由 α-突触核蛋白以及其他蛋白质，包括泛素和神经丝蛋白。阿尔茨海默病的病理也同时存在于路易体痴呆患者身上。乙酰胆碱功能的缺陷比阿尔茨海默病更严重，患者可能在服用乙酰胆碱酯酶抑制药后症状得以缓解。

额颞叶痴呆（FTD）

额颞叶痴呆（FTD）是一组异质性痴呆症，由众多特异性病理变化引起。通常这些病理变化出现在 45 ~ 65 岁，但也可能出现在生命的后期。迄今为止，大体有三种表型：

1. 行为变异型额颞叶痴呆（bvFTD）。
2. 语义性痴呆（SD）。
3. 进行性非流利性失语症（PNFA）。

（语义性痴呆和进行性非流利性失语症属于原发性进行性失语症，还有少词性失语症——参见前文。）

临床特征

行为变异型额颞叶痴呆

行为变异型额颞叶痴呆表现为出现人格和行为的渐进性变化。社会意识丧失、早期出现持续动作、脱抑制行为、冲动、冷漠和失去同理心、精神僵化，饮食习惯的改变（通常偏爱甜食）和以自我为中心是共同的特征。

语义性痴呆

语义性痴呆表现为对词义，即语义知识的记忆丧失。例如，使用"动物"或"事物"等分类词而不是更具体的术语，以减少和简化言语的生成。物体知识丧失，说不出物品的名字。记忆力和定向力通常不会在早期受到影响。行为变异型额颞叶痴呆的更多典型特征将在病程的后期发展。

进行性非流利性失语症

进行性非流利性失语症会导致语音输出严重中断，并存在语法和语音错误。讲话犹豫不决，费了好大劲才说出。通常有完整的物体知识和词汇理解。轻度执行功能障碍也很常见，但记忆力和注意力在早期保持相对完整。这些症状往往会引起极大的痛苦。病症似乎相对稳定，多年不变。

额颞叶痴呆的病理特征

许多不同的病理与额颞叶痴呆症有关。约 50% 的额颞叶痴呆症与 tau 病理有关。额颞叶痴呆还可能与其他疾病有关。进行性核上性麻痹（PSP）、皮质基底节变性（CBD）、17 号染色体连锁额颞叶痴呆合并相关的帕金森综合征（FTDP-17）和运动神经元病（MND）均与额颞叶痴呆相关。事实上，许多进行性非流利性失语症患者最终会出现与皮质基底节变性或进行性核上性麻痹诊断相符的运动问题。

正常压力脑积水（NPH）

临床特征

正常压力脑积水通常表现为轻度认知障碍、进行性缓慢步态和尿失禁三联征。其中许多症状在老年人中很常见，后两者通常是其他痴呆症中晚期的特征。

正常压力脑积水的病理特征

正常压力脑积水有点用词不当，因为平均来说，患者的颅内压略高于正常值，有频繁的附加脉冲，称为 B 波。其转化为脑功能障碍和损伤的潜在机制尚未阐明，但至少部分被认为会导致慢性轻度脑室周围白质缺血。

痴呆症病因预防和风险因素

初级预防

迄今为止，痴呆症的病因研究主要集中在痴呆综合征上，特别是阿尔茨海默病，其他痴呆的病因研究较少。明确能够预防或增加痴呆症风险的个体因素，可制定初级预防干预措施。表 2.4 列出了可能的主要预防措施。

表 2.4　初级预防

控制血管风险因素
健康均衡的饮食
少量饮酒
保持身体活动
保持良好的社交
将爱好和兴趣延续到未来的生活中
享受生活

风险因素

《柳叶刀》痴呆症委员会 2017 年指出，大约 35% 的痴呆症可归因于以下 9 个风险因素的组合：

1. *教育*。教育可以帮助增加神经细胞储备，因此需要更强的病理变化来引起认知缺陷，这时人往往有更大的能力来补偿病理。

2. *高血压*。中年高血压与生命后期的血管性痴呆和阿尔茨海默病相关。在 75 岁以上的人中，低血压似乎是主要的危险因素。事实上，通过升高血压，大脑也受益于灌注的增加。

3. 中年肥胖。高体重指数（BMI）与痴呆症风险增加有关。在晚年，体重指数在几年内相对稳定地下降可能预示着痴呆症的开始。

4. 听力损失。听力损失可能会增加本就脆弱的大脑的认知负荷，导致大脑发生变化，或导致社交脱离或抑郁和加速萎缩，所有这些都可能导致认知能力加速下降。

5. 吸烟。与认知障碍的关联可能是由于吸烟与心血管疾病之间的联系，但香烟烟雾还含有神经毒素，会增加患痴呆症的风险。

6. 抑郁症 / 抑郁症状。关于抑郁症是痴呆症的前驱症状还是独立危险因素的争论仍在继续。抑郁症会增加患痴呆症的风险，因为会改变压力性激素、神经元生长因子和海马体积。

7. 缺乏运动。

8. 社会孤立。越来越多的证据表明，社会孤立是痴呆症的一个危险因素，会增加患高血压、冠心病和抑郁症的风险。社会孤立也可能导致缺乏认知活动，这与发展更快的认知能力下降和情绪低落有关。

9. 糖尿病（DM）。糖尿病会增加大多数退化性痴呆的风险。在非常年长的人中，即使没有明显的糖尿病，糖耐量受损患者得痴呆症的风险也会增加。假定的理论包括长期高血糖的影响导致神经变性以及大脑中胰岛素水平升高对 2 型糖尿病的影响。

其他风险因素

酒精

政府的研究表明，中年戒酒或每周饮酒超过 14 个单位的人患痴呆症的风险增加。在一些国家，指南规定的有害酒精消费门槛远远高于每周 14 个单位。目前的研究结果鼓励向下修订这些指南，以促进老年人的认知健康。

年龄

痴呆症的患病率和发病率随年龄的增长而增加。

性别

大约 2/3 的痴呆症患者是女性。

遗传

ApoE 4 等位基因是痴呆症的危险因素。25% ~ 30% 的痴呆症患者和 40% 晚发性阿尔茨海默病患者都有这种症状。虽然 ApoE 4 等位基因是易感基因，纯合子携带者不一定患痴呆症。有初步证据表明 ApoE 4 等位基因与脑卒中、高血压和酒精之间存在相互作用，会增加痴呆症的风险。ApoE 2 等位基因似乎可以防止痴呆症进展。染色体 19 上的 ApoE 基因在神经元健康的脂质代谢中起重要作用。

在一些罕见的家族中，年轻发病的阿尔茨海默病具有家族显性遗传模式，涉及早老素 1（Ch14）和早老素 2（Ch1）的基因编码剪接淀粉样前体蛋白。在唐氏综合征（21 三体）中，淀粉样前体蛋白产生过多和分泌酶活性异常都与 Ch21 编码相关，导致阿尔茨海默病。人们逐渐认识到，在可遗传的额颞叶痴呆中，很大一部分与 Ch17 的异常有关，tau 蛋白代谢被编码在 Ch17 上（FTDP-17）。

胆固醇

关于胆固醇对痴呆症发展的影响，目前的证据尚不明确。尚未发现他汀类药物的使用能降低痴呆症的发病率。

心脏病

心脏病与血管性痴呆和阿尔茨海默病的风险增加有关，尤其是合并外周血管病的患者。心房颤动和充血性心力衰竭也会增加患痴呆症的风险，这可能是独立的危险因素。

饮食

尚没有足够的证据表明饮食中的特定成分会增加患痴呆症的风险。OPTIMA（牛津研究记忆和衰老项目）的研究发现，阿尔茨海默病患者的血液中同型半胱氨酸水平显著升高，而叶酸和维生素 B_{12} 水平显著降低。一般来说，饱和脂肪酸会增加患血管疾病的风险，增加患痴呆症的可能性。鱼类中富含的不饱和脂肪酸可能与降低痴呆症风险有更直接的关系，但迄今为止原因仍不明确。

其他因素

激素替代疗法（HRT）和非甾体抗炎药（NSAID）未被证明可降低痴呆风险。创伤性脑损伤、抑郁和晚年谵妄可能与痴呆症风险增加有关。

深度阅读

1. Dickson D, Weller RO (eds). Neurodegeneration: The Molecular Pathology of Dementia and Movement Disorder. Wiley-Blackwell, 2011.

2. Hodges J. Frontotemporal Dementia Syndromes. Cambridge University Press, 2007.

3. Livingston G. Dementia prevention, intervention, and care. The Lancet July 2017; 390:10113.

4. Oppenheimer C, Dening T, Thomas A. Oxford Textbook of Old Age Psychiatry, Second Edition. Oxford University Press, 2013.

5. Sabia S, et al. Alcohol consumption and risk of dementia: 23 year follow-up of Whitehall II cohort study. BMJ 2018; 362:k2927.

第3章 | 痴呆症的评估

Bernard Coope and Felicity A. Richards
Dorset Health Care University NHS Foundation Trust, Dorset, UK

概述
- 痴呆症的诊断基本上是通过患者的病史、认知评估和影像学做出的。
- 评估不仅仅是做出诊断，还需要明确帮助痴呆症患者解决哪些问题。
- 评估时始终要考虑患者的意愿，包括他们是否希望了解可能的诊断。
- 认知测试差异很大，测试应以临床症状变化为指导。
- 诊断永远是对已存事实的解释，但不是绝对事实。

引言

在本章中，痴呆症的评估通过 3 个问题来解决：
1. 为什么？评估的目的是什么？
2. 到底在评估什么？
3. 如何收集诊断所需的信息？

为什么？

在开始对可能患有痴呆症的人进行评估之前，重要的是要考虑为什么这样做。显而易见的是，我们评估一个人的原因是希望对此人有所帮助。这可能会有直接的帮助，即向担心记忆有问题的人澄清事实；或者评估的好处可能比较不明显，对于专业人士或家人来说，明确诊断有助于更好地了解病情并制订最佳护理计划。

在过去的 10 年里，社会已经不再认为痴呆症的诊断是不重要的，做出诊断无疑是一个好的策略。这种 360° 的转变意味着需要提高诊断率，就好像这本身就是目的一样。事实并非如此。

应该注意，与任何医疗干预措施一样，痴呆症评估也有可能造成伤害。还应适当考虑知情同意。如果个人缺乏同意的心智能力，评估必须符合此人的最大利益。

是什么?

　　健康评估由许多部分组成(参见框 3.1)。为了判断这个人是否患有痴呆症,可能需要更多的细节,如病情有多严重,或者什么疾病过程可能导致痴呆症? 从临床的角度来看,了解认知丧失的模式及保留的知识可能有助于理解患者和制订护理计划。

　　如果我们要帮助痴呆症患者正常生活,我们可能会对照顾的人(如专业护理人员或家人)的感受更感兴趣。痴呆症有什么风险吗? 如果有重要的决定要做,这个人有能力做这些决定吗?

框 3.1　评估痴呆症的病因

- 是否患痴呆症?
- 是否有什么脑部疾病?
- 有什么护理需求?
- 有什么风险?
- 这个人有没有做出决策的心智能力?
- 专业护理人员或家人的感受如何? 他们如何应对? 有什么可以帮助他们的吗?

如何评估?

　　评估将取决于目的。如果目的是诊断痴呆症并明确潜在的脑部疾病,则评估本质上是一个由临床病史、认知测试和影像学组成的三件式拼图游戏。其中,病史是最重要的,认知测试和影像学提供了有用的支持信息(参见框 3.2)。

框 3.2　痴呆症的评估——三件式拼图

- 临床病史。
- 认知测试。
- 影像学。

变化

　　心智技能变化的描述是评估的起点(参见框 3.3)。患者对评估过程的贡献程度将取决于痴呆症的严重程度或类型。大多数轻度或中度痴呆症患者都能对自己的情况做出主观的描述。

　　与传统教学不同的是,大多数轻度痴呆患者非常清楚心智技能的变化。至少跟一个熟悉变化的人那里收集这种变化的描述,这也很重要。这应该不是一个舒服的情景,但通常最好是一起面谈,而不是秘密交谈。通常情况下,知情者比患者更关心心智技能。有时一个人会独自就诊,说不想让家人担心,在这种情况下,痴呆症不太容易诊断。

框 3.3　**诊断价值点**

持续时间和随时间发生的变化能够提示可能的病理过程

- 突然发作：提示血管病变。
- 数年逐渐变化：提示退行性疾病。
- 数天、数周或数月的渐进性变化：非常令人担忧，可能提示占位性病变、硬膜下疾病、谵妄等。
- 过去 20 年 / 我的一生：不太可能是痴呆症这样的退化性疾病。

什么发生了变化?

- 记忆。
- 语言。
- 视觉空间功能。
- 判断力和个性。

什么发生了变化?

记忆

"医生，我的记忆力太差了"是不够的。这是一个常见的主观问题，可能伴随抑郁、低自尊或对痴呆症的恐惧。大多数记忆变化会导致存储新记忆的障碍，有时被不准确地描述为"短期记忆"。也可能发生旧记忆的不良回忆，以及一般知识的丧失。

询问一些具体的例子，比如忘记谈话或最近发生的事情。重复通常伴随着遗忘，而且需要与伴随抑郁、焦虑或强迫性思维的重复做出区分。对知情者来说，记忆缺陷通常更为明显。

语言

语言能力的变化很常见，也很重要。在某些痴呆综合征中，这可能是主要的表现特征，并可引起极大的痛苦。语言能力的障碍表明优势半球（通常是左半球）发生功能障碍。

语言能力的变化可能比较敏感。找词问题（失语症）可能会被错误地描述为"忘"词，可能会说话中断或越来越多地使用打断语（"那个叫什么的"）或累赘的陈述（"告诉你时间的东西"）。有时可能会出现单词错误，落词，或者是用发音相似的单词替代（"停车场"说成"平车场"），或者使用相似语义类别的单词。其他重要的语言能力变化包括多音节单词的拼写、语法或发音的错误（言语失用症）。

视觉空间能力

大脑处理视觉信息能力的变化可能对日常生活产生重大影响，例如，穿衣服、在熟悉或陌生的地方导航（地形记忆）、将物体放在正确的位置，以及识别或使用熟悉的物体。

这些能力可能涉及视觉信息的"什么"，导致识别错误；或"在哪里"，导致难以定位物品，例如，够不到物体。这些变化表明顶叶或枕叶功能障碍。面部识别问题（面部失认症）与枕下叶和梭状回有关，且可以独立发生。

在历史上，视觉空间功能障碍有时会被当作记忆问题来讨论，也就是说，"我父亲忘记如何使用炊具"；"我妹妹记不清洗手间在哪里"。因此，明确这些主诉的确切性质非常重要。

判断力和个性

如果表现出不正常的行为有时可能与器质性脑病有关，尽管也可能由于许多其他原因而发生。这与额叶的病理有关。失去同理心是核心特征，家人会描述患者缺乏对他人感情的尊重。

有可能行为会变得更加不合社会规范，甚至包括冒犯性或非法活动，例如入店行窃或性侵犯。重要的是，这种行为具有冲动性，并没有预先计划。尽管发生这些变化，但临床表现通常伴随冷漠和行动力减弱，这有助于与轻度躁狂做区分。

认知能力测试

认知技能的测量是对病史的重要补充。正式测试必须以病史中收集的信息为指导：心智技能的变化和任何其他可能影响测试分数的因素（参见框 3.4）。

框 3.4　改变认知测试分数的因素

- 病前高智商。
- 受教育程度低、逃学、识字率低。
- 低智商，学习障碍。
- 视力或听力差。
- 不以母语进行测试。
- 动机 / 合作 / 情绪。
- 文化差异。

认知测试根据评估目的和痴呆症的严重程度而有所不同。通过简短的测试，如简明精神测试分数（AMTS）、全科医生认知功能评估量表（GPCOG）或 6 项认知障碍测试（6CIT），可以发现痴呆症的迹象，以指导转诊或住院治疗。痴呆症越严重，认知技能的变化越明显。因此，确诊严重痴呆症可能只需要一些简短的记忆和定向测试。

明确诊断早期痴呆症需要更详细的测试。有时测量痴呆症的严重程度对于分期、测量治疗反应或研究很重要。专业记忆评估服务通常使用 Addenbrooke 认知功能检查量表Ⅲ（ACE-Ⅲ）（参见框 3.5）。此外，可能需要更详细的神经心理测试。

认知测试需要技巧和谨慎。需要给予与体格检查相同的患者关怀，换句话说，需要解释测试项目及测试原因、涉及的隐私并征求同意。患者通常需要坐在没有背景噪音的桌子旁，如果有必要，可以使用老花镜或助听器。家人在场会让人更放心，也可能会分散注意力甚至感到尴尬。要询问患者对其他人在场的感受。

影像学检查

在认知测试显示大脑功能的地方，大脑成像显示其外观。目前建议将影像学作为诊断评估的一个组成部分（参见框 3.6）。认识到影像学的局限性很重要，对于临床医生和患者来说，不要过分强调影像学在痴呆症诊断中的重要性。记住，随着年龄的增长，脑部成像会越来越不正常。无论认知功能如何，70 岁以上的人几乎都会出现脑萎缩和血管疾病症状。

框 3.5　认知测试

用于紧急情况或初级保健中进行简易筛查的简短测试

- 简易智力测试量表（AMT）。为 10 分制测验，可识别中度 / 重度痴呆或谵妄患者认知能力的损害程度。
- 简易精神状态检查表（MMSE）。广泛应用的测验，30 分。
- 迷你 ACE。非常简短和敏感的认知筛查，最高分为 30 分。包含评估 4 个主要认知领域的项目：定向、记忆、语言和视觉空间功能。测试需要 5 分钟。
- 测试你的记忆力（TYM）。为排查而开发的一种简短的自我管理测试。
- 蒙特利尔认知评估量表（MoCA）。对轻度认知变化敏感并涵盖一系列认知功能检查项目的测试，共 30 分。
- 全科医生认知功能评估量表（GPCOG）。用于初级保健的简短测试。受教育和文化背景影响小，包括针对疑病者和护理人员的测试问卷。
- 6 项认知障碍测试（6CIT）。需要 5 分钟进行的简短测试，在初级保健中已得到验证。

较长的记忆临床 / 诊断测试

- Addenbrooke 认知评估量表Ⅲ（ACE-Ⅲ）。100 分测试，大约需要 20 分钟完成。提供不同认知领域的总分和子分数，包括检查非阿尔茨海默痴呆症的部分。

供专家使用或研究的详细认知测试示例

- 智力（言语和表现）：韦氏（WAIS - R Wechsler）成人智力量表。
- 重复性成套神经心理状态测验（RBANS）。

框 3.6　常用成像技术列表

计算机断层扫描（CT）

- 快速、有效且大多数患者耐受性好，适合排除占位性病变。

磁共振成像（MRI）

- 这种测试噪音大，速度慢，限制性强，因此对一些老年人或有障碍的患者来说可能会不舒服。图像显示的结构具有较高的分辨率，能够很好地检测血管变化，并允许从不同的视图进行可视化。冠状位图像可能会让我们看到阿尔茨海默病的海马萎缩。

功能成像

- 目前不建议用于常规临床，在诊断研究中具有价值，因此未来可能会更为常用。
- 《2018 年国家临床医学研究所指南》指出，只有在以下情况下才考虑做进一步的测试：①有助于诊断痴呆亚型；②改变管理模式。示例或进一步测试包括：
  - 阿尔茨海默病：正电子发射扫描（PET）或单光子发射计算机化断层扫描（SPECT）（如果 PET 不可用）或脑脊液（CSF）检查。
  - 路易体痴呆：SPECT。
  - 额颞叶痴呆：PET 或 SPECT。

有不应该出现的吗？

硬膜下血肿、肿瘤或正常压力脑积水可以在结构成像上鉴别。

大脑是否与预期不同?

局部萎缩可能有助于诊断,尤其是符合病史和检查结果时。这对阿尔茨海默病、额颞叶痴呆或后皮质萎缩很有价值,尤其是在调查出现意外萎缩的年轻人时。血管也可以可视化,虽然血管疾病的存在并不意味着这是唯一的病理,而且本身也不能诊断痴呆症。同样,阿尔茨海默病患者的血管扫描结果也可能是正常的。

诊断

基本是通过掌握患者的病史、认知评估和影像学做出诊断(病例示例见方框 3.7)。这些成分结合得越多,临床医生对诊断就越有信心。

将诊断分为两个阶段:

1. 是否有痴呆症的证据?

2. 导致痴呆症的可能疾病是什么?

记住以下事实也很重要——诊断永远只是对已知症状的最佳解释,不是绝对事实。

最后,与医学上的大多数情况一样,找到足够的证据做出诊断要比承认患者没有任何问题容易得多。寻求安慰的患者可能会发现,确认没有患有痴呆症很难。

框 3.7　常见表现的示例

示例 1

2 年记忆力渐进性减退史,ACE-Ⅲ 评分为 70 分,记忆力减退,语言流利性受损,扫描仅显示颞叶萎缩,明显提示为阿尔茨海默病引起的轻度痴呆。

示例 2

有 5 年的性格细微变化病史,情绪不稳定,缺乏同理心,判断力失误,记忆相对完好,有些词汇丢失。ACE-Ⅲ 评分为 60 分,流畅性受损,讲话漏词,自始至终都有持续动作,缺乏对技能丧失的洞察力,明显提示额颞叶痴呆(FTD)。

示例 3

18 个月的渐进性波动性认知能力下降病史,伴有生动的幻视和失认症。10 年的睡眠中断史和快速眼动(REM)睡眠障碍、最近出现步态变化和跌倒。CT 头部扫描显示正常的年龄相关变化。ACE-Ⅲ 评分为 78 分,在记忆任务和视觉空间任务上失分,但在时间和地点的方向性、流畅性和语言方面保持不变。建议诊断为路易体痴呆。

深度阅读

1. Hodges J. Cognitive Assessment for Clinicians. Second Edition. Oxford University Press, 2007.

2. NICE Guideline [NG97], Dementia: Assessment, Management and Support for People Living with Dementia and Their Carers. June 2018. www.nice. org.uk/guidance/ng97 (accessed 2 February 2019).

第4章 | 早期痴呆症干预

Bernard Coope[1] *and Tanya Jacobs*[2]
[1] Dorset Health Care University NHS Foundation Trust, Dorset, UK
[2] Worcestershire Health and Care NHS Trust, Worcestershire, UK

概述
- 痴呆症早期干预的目的是帮助痴呆症患者现在和未来都能正常生活。
- 包括帮助个人适应诊断，并与家人合作以建立对未来的信心、适应力和所需技能。这远比开处方重要。
- 干预"是指医生参与整个过程，而不仅仅是诊断和治疗。
- 做出诊断只是其中一小部分，讲出诊断需要良好的沟通技巧和正确的环境。
- 医生必须与提供支持和建议的伙伴合作，并与初级保健部门进行良好沟通。

引言

目前社会对痴呆症的看法正在发生变化，因此，患者的期望和愿望也在发生变化，这挑战着临床医生和医疗服务的适应能力。现在大部分有痴呆症早期迹象的人都希望知道症状是否会继续发展。以前，社会上的主流观点是避免讨论痴呆症的——这是当时大多数临床医生的观点。这就出现了一个不断反复的闭环。医护人员缺乏痴呆症的相应培训，认为痴呆症不是重要疾病，对患者的临床需求认识不足。这导致了一种错觉——对痴呆症最好什么都不做。

- 痴呆症患者没有意识到自己的缺陷，并且对自己的无知感到高兴。
- 即便及早做出诊断也无能为力，因为痴呆症是一种不治之症。

与痴呆症患者一起生活过的人都会知道，上述第一条完全错误。学习能力受损的后果，如重复性，更容易被其他人注意到。大多数早期痴呆症患者都非常清楚自己的心智技能正在发生变化。这个发现所带来的痛苦可能导致否定性的心理防御，而不是实在的意识缺乏。

现在，那些记忆力和其他心智技能发生早期变化的人对早期评估和诊断有稳定的需求。这就引出了第二点：可以做些什么来帮助早期痴呆症患者？

探索痴呆症早期干预的概念

什么是"早期干预"？

早期干预的概念始于为年轻人提供的服务，即在疾病发展的早期提供综合干预，以支持更具适应性的未来。在心理健康方面，这一概念主要是作为对精神病的早期干预而发展起来的。通过适当的检查、访谈和家人的支持做出早期诊断，可以帮助患有精神疾病的人把握生活方向，继续接受教育或就业，并与家人和朋友保持联系。这一概念的一个重要部分是，尽管早期干预包括医疗，但它远不止于此，还包括使用广泛的心理社会干预帮助患者过上正常生活。

在 1997 年推出的乙酰胆碱酯酶抑制剂疗法的推动下，痴呆症早期诊断的需求开始增长，提供的服务称"记忆诊所"（Memory Clinic）。其模式有很多，所有的模式都有一个相同的重点——提供专业诊断技术，有时由多学科团队提供，然后在适当的情况下治疗。虽然这个模式可以辅助早期诊断，但有些人报告说对评估过程没有准备，有时会假装同意，并且在评估后缺乏专业支持——然后呢？是否应该告诉患者诊断结果？是否应该将这些隐私信息告知亲属？

用特里·普拉切特（Terry Pratchett）的话来说，"诊断后需要向人们展示的是道路，而不是大门"。

痴呆症的早期干预

早期干预痴呆症的主要目的是帮助那些受早期痴呆症影响的人尽可能活得好，无论是现在还是将来。这一宽泛定义的一个重要结果是，"干预"不是指诊断后对人所做的事情，而是在诊断过程之前、期间和之后都有医护服务。

毫无准备的人可能会发现自己以一种创伤性的方式接受痴呆症的诊断。如果没有情感和行动上的支持，整个过程将带来负面的影响。相比之下，在评估开始时花时间了解患者是否希望知道自己患有痴呆症；花时间讨论评估的性质以及诊断的利弊；询问他们的家人是否可以参与并愿意分享信息；进行熟练的评估，然后以清晰而富有同情心的方式告知结果；并继续提供支持，帮助患者及其家人找到痴呆症的最佳生活方式，事实已经证明这对患者未来的生活质量有积极益处。这一过程还减少了未来的危机，节约了 NHS 的系统开支。框 4.1 描述了痴呆症患者早期干预的过程。对痴呆症患者进行早期干预是为了帮助患者以及那些支持他们的人——在生活变故面前找到未来生活所需的技能。诊断是这个过程的一个步骤，其本身并没有什么价值。药物充其量只能改善症状，因此治疗应集中在更重要的心理社会干预上。

克罗伊登的痴呆症早期干预服务（The Early Intervention Service for Dementia in Croydon）在开发服务模式并为其有效性提供了证据。2009 年英国《国家痴呆症战略》发布时提到，早期干预是其核心部分，包括做好诊断、善意地分享以及在诊断后提供良好的支持。2012 年，时任英国首相的戴维·卡梅伦（David Cameron）发起了雄心勃勃的首相挑战，即到 2020 年，英国将成为世界上最好的痴呆症患者居住地。因此在提高诊断率和诊断速度上给临床诊疗小组带来了不小的挑战。然而，随之而来的风险是，对快速诊断的关注导致对预评估咨询或获得知情同意的关注较少。诊断率的提高并不能说明诊断质量，也不能说明整体体验是否积极。

关于知情同意

诊断痴呆症和医学上的其他疾病类似。它可能具有巨大的潜在价值，但需要在患者同意的情况下进行，如果无法同意，则需要在符合患者最大利益的条件下进行。

框 4.1　**英国痴呆症早期干预服务过程**

过程	干预
转诊前	· 通过报刊文章、当地电台、海报和宣传单来提高公众对这项服务的认识。 · 与第三部门组织保持联系，例如在英国老年协会（Age UK）阿尔茨海默病协会（Alzheimer's Society）办公室发放宣传单，与健康检查官员（英国老年协会）会面，鼓励他们提醒人们关注认知问题，出现问题及时去看全科医生。 · 关注难以接触的群体。 · 通过转诊人来提高认识。
第一步	· 向患者提供初次预约上门服务。预约通常是在远离临床环境的情况下进行的，重点是有助于维护其选择和控制权。在熟悉和舒适的环境中，一个人可能会觉得有更多的自主权来接受预约。指定医生（通常是护士）上门，并在整个治疗过程中保持同一人选不变。 · 讨论评估的性质，并公开探讨痴呆症诊断的可能性。此时谈论痴呆症一词的含义、症状和病因会很有用，特别是如果人们对这种情况有先入为主的想法或恐惧。这也是早期诊断的优势和发挥潜在影响的机会。 · 选择和同意；进行评估，是否听取结果或同意与他人分享信息。 · 对于那些选择不继续的人，应该让他们知道，如果改变主意，如何重新启动流程。
评估	· 参见第 3 章，通常是在诊所。 · 患者和家属知道会发生什么。由具有一定技能的医生记录认知技能的病史并进行检查。通常需要做脑成像。如果需要，可进一步做详细的神经心理学评估。必要时，需要单独访谈家人和专业护理人员。
讨论结果	· "诚实和公开"的结果讨论。通常在患者明确同意的情况下才可与家人讨论。在门诊环境中，如果患者愿意，也可以在家中。用足够的细节来阐明诊断的原因和性质，例如向一个人展示他的大脑成像，在适当时开始药物治疗。在给患者的私人信件中对谈话做总结。

过程	干预
诊断后干预	· 主要由进行初步评估的同一名护士协调和提供，目的是加强个人干预和家庭适应能力。 · 通过口头和书面讨论诊断。给确诊者和家人以情感支持，为适应诊断而给予的关怀可能会因人而异，而且患者和亲属之间差异很大。针对年轻人或情绪调节更困难的人，考虑引入痴呆症专业护士和 / 或心理学家（如果有）以获得更强有力的支持。 · 由痴呆症顾问和阿尔茨海默病协会等合作伙伴提供建议和信息。个性化治疗，尤其是针对非阿尔茨海默病痴呆症和年轻人。 · 为年轻痴呆症患者解决社会问题，包括就业或申请相关福利。 · 解决儿童的需求。与学校和儿童服务机构联系。在网络上找到医疗支持资源，例如痴呆症咖啡馆（Dementia Cafés）（参见框 4.2）和互联网痴呆症论坛。 · 护理人员。转诊到社会服务机构后评估护理人员。包括在护理人员不在和休息时的应急计划。将护理人员与能够提供更多情感和实际支持的志愿服务机构联系起来，并为其提供接受教育的机会。与痴呆症关怀团体建立联系。 · 确定社会需求。转诊到社会服务机构以获得护理服务。 · 财务、法律和福利建议。例如，简化财务流程，设置直接借贷；长期授权书（LPA）以及如何申请；协助申请疾病津贴，或者福利支票。 · 在医生和辅助人员的支持下，培养适应未来生活的技能。功能评估，确定患者生活能力水平并制定策略，通过辅助技术以协助维持患者的日常功能和独立性。 · 思考未来。鼓励患者通过非正式讨论，或长期授权书和预先声明（见第 12 章）。对未来予以畅想。 · 驾驶建议。大多数早期痴呆症患者仍然能够安全驾驶，但诊断结果必须告知驾驶和车辆牌照管理局（DVLA）（参见第 12 章）。如果发现问题，可安排车内驾驶评估。建议患者探索其他交通方式，使用公共交通。
与初级保健机构联系	· 保持健康的生活方式。积极参加有益于身体、心理和社交的活动。如果出现认知障碍影响身体健康时，请与初级保健机构（如糖尿病医生、营养师和药房）联络以协调联合治疗计划。 · 牙科建议。在比较严重的痴呆症患者中，可能很难提供牙科护理，出现牙痛也很难发现和治疗。良好的牙齿健康可以预防未来可能出现的问题。 · 关于诊断和干预，可与初级保健机构做沟通清楚。 · 服用乙酰胆碱酯酶抑制剂 3 个月后评估其有效性。
长期护理和支持	· 痴呆症患者将在初级保健机构中接受年度评估。目前国家临床医学研究所在痴呆症指南中指出，痴呆症患者应该有一个指定的专业护理协调员，负责制订并定期审查个人护理和支持计划。

不断发展的服务模式

如果问题是"我们能做些什么来帮助痴呆症患者及其周围的人尽可能有良好生活呢？"那么答案可能不止一个。框 4.1 中描述的痴呆症早期干预模式将会持续改进和发展，以便在财务有限的背景下适应不断增长的需求，这取决于高质量服务和成本。下面列出了未来可能会讨论的一些主题。

疾病预防与治疗

流行病学和病理学证据表明痴呆症有潜在可改变的危险因素（详见第 2 章）。这些因素包括血管风险、饮食、身体活动和抑郁。一些临床医生已经提出，以早期诊断为目标的干预措施（例如，旨在预防抑郁症引起的认知能力衰退）将以高效的方式改变痴呆症的病程，尽管目前很少有证据支持这一点。目前，已获得批准的痴呆症药物无法改善未来的病情。未来的技术发展和不断增长的证据基础将有望促进这一领域的发展。

初级保健还是二级保健？

评估前讨论、知情同意、评估和诊断是漫长的过程。这对于初级护理团队来说并不现实，但是这项工作可以在初级护理环境中完成。既可以为患者提供熟悉的环境，也有助于联合工作。只要有技能和时间，这项工作就不是任何一个专业群体的专属领域（有关更多讨论，请参见第 10 章）。

结论

如果一个人患有痴呆症，但拥有充分的选择权和知情同意权，可以明确干预的程度，这对患者非常有益。做好诊断，充分告知诊断结果，然后帮助患者直到生命的终点都能拥有良好生活，这促使医疗保健专业人员需要学习诊断评估以外的新技能和实践。

框 4.2   痴呆诊断后的支持示例

痴呆症家庭顾问（Dementia Advisors）

- 痴呆症家庭顾问在诊断后与医疗服务机构密切合作，并在患者离院后充当联络人。他们为记忆衰退或痴呆症患者提供指导、建议和信息。

痴呆症护士（Admiral Nurses）

- 注册精神健康护士专门从事痴呆症护理。他们的主要任务是为痴呆症患者的家人和护理人员提供精神心理支持。他们使用大量的干预措施来提供行动和情感上的支持，并帮助人们发展新技能来增进幸福感和维持人际关系。

痴呆症咖啡馆（Dementia Cafés）

- 痴呆症咖啡馆由志愿者组织，由英国老年协会或阿尔茨海默病协会发起，是一个供痴呆症患者及其护理人员与他人会面并相互支持的聚会地点。环境轻松友好，经常有演讲嘉宾出席讨论与痴呆症相关的问题。

第 5 章 | 药物治疗

Francis Johnson
Dorset Health Care University NHS Foundation Trust, Dorset, UK

概述
- 目前所有治疗痴呆症的药物都不能改变疾病的特性。
- 药物的疗效通常有限，有些患者服药后甚至没有效果。
- 药物的不良反应可能超过所有治疗带来的好处。
- 如果认为治疗有积极作用，则应继续治疗，如果出现无法耐受的不良反应或依从性问题，则应停止治疗。

引言

尽管关于痴呆症的研究仍在进行中，但针对认知症状的治疗方法却很少。目前没有一种已上市的药物（如认知增强剂）能阻止或防止病情恶化，药物的使用通常取决于耐受性和疗效。认知增强剂治疗的目的是保持患者的独立性，维持功能，控制痴呆症状，提高生活质量。积极的反应可能表现为动机、注意力和总体警觉性的提高。需要与患者和家人/护理人员仔细讨论，从一开始就管理期望，不要错误地提高希望，并告诫人们不要相信认知增强剂会阻止疾病进展。如果能力受损，则需要获得患者和/或家人/护理人员的知情同意。

第 8 章介绍了痴呆症神经精神症状的药理治疗。

认知增强剂在痴呆治疗中的应用

乙酰胆碱酯酶抑制剂（AChEIs）

阿尔茨海默病（AD）的胆碱能假说是基于这样一种观察：认知能力的恶化是由于大脑中胆碱能神经元的逐渐丧失和乙酰胆碱（ACh）水平的下降造成的。乙酰胆碱酯酶（AChE）能阻止乙酰胆碱酯酶分解乙酰胆碱酯酶，提高剩余胆碱能神经元的乙酰胆碱酯酶水平。英国目前有三种乙酰胆碱酯酶抑制剂分别是多奈哌齐、利凡斯的明、加兰他敏，被授权用于治疗阿尔茨海默病中的轻中度痴呆症。

利凡斯的明也用于治疗帕金森病的轻中度痴呆症。英国国家临床医学研究所推荐多奈哌齐和利凡斯的明治疗路易体痴呆（两者均未获许用于该适应证）。乙酰胆碱酯酶的药理作用略有不同（参见框 5.1），然而，这些差异并未导致疗效或耐受性的显著差异。多奈哌齐的应用最为广泛，因为每天只需服用一次，滴定程序更简单，与其他乙酰胆碱酯酶抑制剂相比，价格更低。

美金刚

美金刚是一种 N-甲基-D-天冬氨酸（NMDA）受体拮抗剂，可以阻断过量谷氨酸的释放，这被认为是导致阿尔茨海默病进展的原因。美金刚被批准用于治疗阿尔茨海默病中重度痴呆，如果患者疼痛不能耐受或没有用药禁忌（未获许可）时，英国国家临床医学研究所也推荐用于治疗路易体痴呆。

疗效

对认知功能、日常活动和行为能力的下降有一定程度的改善。美金刚在认知障碍、缺乏活动能力、运动功能障碍和稳定情绪方面也有改善作用，可以使患者在家生活的时间更长，从而推迟了在疗养院安置的需要。

任何药物只有在对患者的认知、整体、功能或行为症状有良好的影响时才应继续使用。寻求患者和护理人员/家属对药物疗效的反馈远比依赖患者的认知评分要好得多。如果服药治疗无效，有不可忍受的不良反应，与其他药物和医疗条件有相互作用，或依从性问题不易解决时，则应停药。

2018年国家临床医学研究所（NICE）痴呆症指南（NG97）

英国国家临床医学研究所（NICE）在 2018 年痴呆症指南中指出，任何具有诊断和治疗阿尔茨海默病相关专业技能和知识的处方者（医学或非医学）都可以治疗。处方者可以从事初级保健（全科）或二级保健行业。

国家临床医学研究所建议考虑将乙酰胆碱酯酶抑制剂用于：

- 轻度至中度阿尔茨海默病患者（多奈哌齐、加兰他敏和利凡斯的明）。
- 轻至中度路易体痴呆患者（多奈哌齐或利凡斯的明，如果其他药物不能耐受，则仅考虑加兰他敏）。
- 重度路易体痴呆患者（多奈哌齐或利凡斯的明）。

国家临床医学研究所推荐美金刚：

- 作为中度阿尔茨海默病患者的单一疗法，对乙酰胆碱酯酶抑制剂不耐受或有禁忌证。
- 作为重度阿尔茨海默病患者的单一疗法。
- 与乙酰胆碱酯酶抑制剂联合用于中度或重度阿尔茨海默病。
- 路易体痴呆患者（乙酰胆碱酯酶抑制剂不能耐受或有禁忌证）。

框 5.1　**认知增强剂的特征**

认知增强剂	作用机制	剂量	制剂	不良反应
多奈哌齐	选择性抑制乙酰胆碱酯酶	每天一次，前 4 周每次 5 毫克，4 周后增加到每次 10 毫克，夜间服用可以最大限度地减少晕厥或胃肠道不良反应的影响。但是，可能会导致失眠或做噩梦。	片剂 £ 口服分散片 £ 口服液 £££	很常见（频率 > 10%） 恶心 腹泻 头疼 常见（1% ~ 10%） 厌食 幻觉 躁动 攻击性行为 异常梦境和梦魇 晕厥 头晕 失眠 呕吐 皮疹 肌肉痉挛 尿失禁 疲乏 不常见（在 0.1% ~ 1% 之间） 癫痫 心动过缓
利凡斯的明	抑制乙酰胆碱酯酶和丁酰胆碱酯酶	口服：前 2 周每次 1.5 毫克，每天两次；2 周后每次增加至 3 毫克，每天两次。 最大剂量 6 毫克贴剂：4.6 毫克，2 天一次，4 周后增加至 9.5mg，2 天一次。	胶囊 ££ 口服液 £££ 透皮贴剂 £££	除了胶囊外，与多奈哌齐相似： 很常见 厌食 头晕 呕吐 常见 头疼 贴剂的不良反应不是很常见。应用部位皮肤反应常见。
加兰他敏	选择性抑制乙酰胆碱酯酶 刺激突触前和突触后的烟碱型乙酰胆碱受体	4 毫克，每天两次（8 毫克隔天一次） 4 周后增加至 8 毫克，每天两次（16 毫克）。 最大剂量：12 毫克，每天两次（24 毫克）。	缓释胶囊 ££/£££ 片剂 £££ 口服液 £££	类似于多奈哌齐 很常见 呕吐 常见 腹泻 头疼
美金刚	N-甲基 -D-天冬氨酸受体拮抗剂	5 毫克，2 天一次，每周增加 5 毫克，每天最多 20 毫克（或每次 10 毫克，每天两次）。	普通片剂 £ 滴剂 泡腾片 £££ 分散片 ££ 口服液 £££	常见 头晕 呼吸困难 嗜睡 高血压 便秘 头疼 转氨酶升高

2019 年 1 月一个月治疗的费用 £ < 10 英镑，££ 为 10 ~ 50 英镑，£££ > 50 英镑。

不良反应及其监测

过量的胆碱能刺激可导致恶心、呕吐、头晕、失眠和腹泻（参见框 5.1）。这些不良反应与剂量有关，通常是暂时的，即在服药早期或剂量增加时更可能出现。因此，不良反应的消退可能会让患者坚持下去。如果患者不能忍受其中一种乙酰胆碱酯酶抑制剂，但可以忍受另一种也能从中受益。患者应等到第一种药物的不良反应完全消退后再开始服用下一种。而利凡斯的明贴片则不太可能引起胃肠道不良反应。

迷走神经效应可导致心动过缓。这对于患有病态窦房结综合征或其他室上性心脏传导障碍（如窦房或房室传导阻滞）的患者可能很重要（Taylor 等人，2018 年）。鉴于心血管的副作用的发生率很低，英国国家临床医学研究所目前不推荐心电图。三种乙酰胆碱酯酶抑制剂的生产商都建议，对于心血管疾病患者或同时服用导致心动过缓的药物（例如地高辛或 β 受体阻滞药）的患者，应谨慎使用认知增强剂。建议这些患者在治疗前做心电图检查。在基线和滴定期间，分别每隔 1 个月和 6 个月进行一次常规心电图检查。如果一个人的心率低于 50 次 /min 或 50 ~ 60 次 /min 并出现症状（如晕厥），则应暂停服用乙酰胆碱酯酶抑制剂，直到发现症状因与乙酰胆碱酯酶抑制剂无关或安装了起搏器。如果认为与此相关，则应停止用药。

由于乙酰胆碱酯酶抑制剂属于拟胆碱药的一种类型，有哮喘和阻塞性肺疾病病史的患者应谨慎使用乙酰胆碱酯酶抑制剂。

美金刚通常耐受性良好，生产商提示的严重不良反应是伴发癫痫 / 有抽搐病史和严重肝损伤。

相互作用

多奈哌齐和加兰他敏在肝脏由细胞色素 P450 2D6 和 3A4 酶代谢，因此这些药物会受到诱导剂（如苯妥英钠和卡马西平）和这些酶的抑制剂（如红霉素、氟西汀和帕罗西汀）的影响。利凡斯的明几乎没有潜在的相互作用，对于服用多种药物的患者来说，更倾向于选择利凡斯的明。

如前所述，所有的乙酰胆碱酯酶抑制剂与心动过缓的辅助治疗药物（例如 β 受体阻滞药、地高辛、胺碘酮和钙离子通道阻滞药）同时应用时应谨慎。抗胆碱药（见下文）可以拮抗乙酰胆碱酯酶抑制剂的药理作用，反之亦然。与已知可导致 QT 间期延长的药物和抗精神病药合用时应谨慎，因为它们可能会增加运动障碍和抗精神病药物恶性综合征的风险。

血管性痴呆

目前尚无治疗血管性痴呆的许可药物，因此管理人员应集中精力控制脑血管疾病的潜在危险因素，例如，监测糖尿病控制、高血压、戒烟和血脂。在临床实践中，很难区分阿尔茨海默病和血管疾病，且通常存在混合病理（参见第 2 章）。

抗胆碱药物治疗痴呆症

抗胆碱活性药物会增加认知下降的风险，提高死亡率，尤其老年人。该药物还可能通过减少乙酰胆碱的扩散来降低乙酰胆碱酯酶抑制剂的功效，并可引起镇静、谵妄、跌倒和便秘。

药物的抗胆碱能负荷可以通过使用抗胆碱能量表来计算，如抗胆碱能认知负荷（ACB）量表（www.acbcalc.com/）和抗胆碱能对认知的影响（AEC）量表（www.medichec.com）。药物在大脑中发挥抗胆碱能作用并因此损害认知的评分在 0 ~ 3 分之间。应计算所有给药药物的累积分数以给出总负担。即使没有诊断出痴呆症，将老年人的抗胆碱能负荷保持在最低水平（最好为 0）也是很好的做法。在可能的情况下，应开具不影响胆碱能系统或不易穿过血脑屏障的替代药物。

表 5.1　总结了痴呆症患者应避免使用的药物以及建议的替代品

病症	避免使用的药物	建议的替代品
过敏病症	氯苯那敏 盐酸异丙嗪 羟嗪	盐酸西替利嗪 克敏能 非索非那定
多涎	氢溴酸东莨菪碱	阿托品（舌下，未得到许可）
恶心 / 呕吐	赛克力嗪 甲氧氯普胺 普鲁氯嗪	多潘立酮 昂丹司琼（仅获准用于化疗 / 放疗 / 术后引起的恶心 / 呕吐）
疼痛	可待因 曲马多 芬太尼	对乙酰氨基酚 羟考酮 丁丙诺啡 外用非甾体消炎药
尿频	奥昔布宁 托特罗定 弗斯特罗定（缺少数据）	达非那新 曲司氯铵（第二选择） 索利那新（如果以上都没有）

隐秘给药

原则

随着痴呆症的进展，患者可能会失去同意治疗的能力。在某些情况下，如果认为隐秘给药符合患者的最佳利益，可以考虑根据《心理技能法》避免患者的身体或心理状况恶化（见第 12 章 "心理能力评估"）。

需要考虑以下几点：

- 只有在评估和判断患者缺乏做出服药决定的能力，并且服药符合患者的最佳利益时，才应使用隐秘给药。
- 决策应由负责全面医疗护理的临床医生与多学科合作团队和家庭/护理人员协商后做出。
- 决定隐秘给药的原因应记录在患者的护理计划中，并定期审查。

结论

痴呆症的药物治疗疗效有限。乙酰胆碱酯酶和美金刚可提供一些症状缓解（认知和非认知方面）；但是，它们可能对某些人没用甚至可能造成更多伤害。应与痴呆症患者及其家人或护理人员讨论认知增强剂的使用，设身处地为患者着想后做出决定。这些药物在帮助患有痴呆症的人正常生活方面可能只发挥了很小的作用。

深度阅读

1. Birks J. Cholinesterase inhibitors for Alzheimer's disease. Cochrane Database Syst Rev 2006; CD005593.

2. BMJ Group and Royal Pharmaceutical Society. British National Formulary, 76th Edition. BMJ Publishing Group, UK, 2018.

3. NICE Guidelines [NG97], Dementia: Assessment, Management and Support for People Living with Dementia and Their Carers. June 2018. https://www. nice.org.uk/guidance/ng97 (accessed 2 February 2019).

4. Rowland JP, et al. Cardiovascular monitoring with acetylcholinesterase inhibitors: A clinical protocol. Adv Psychiatr Treat, 2007, 13:178–184.

5. Tan C, Yu J, Wang H, et al. Efficacy and safety of donepezil, galantamine, rivastigmine, and memantine for the treatment of Alzheimer's disease: A systematic review and meta-analysis. J Alzheimers Dis, 2014, 41(2):615–631.

6. Taylor D, Barnes T, Young A. The Maudsley. Prescribing Guidelines in Psychiatry, Thirteenth Edition. Wiley-Blackwell, London, 2018.

致谢

感谢索尔马兹·萨达吉亚尼（Solmaz Sadaghiani）博士对《ABC 痴呆症（第 1 版）》的贡献。

第 6 章 | 痴呆症与家庭

Jenny La Fontaine

Centre for Applied Dementia Studies, University of Bradford, Bradford, UK Institute of Applied Health Research, University of Birmingham, Birmingham, UK

概述

· 家庭关系是我们学习应对生活挑战和享受生活的基石。

· 痴呆症是一种长期疾病，对所有家人，包括患者，都会带来特殊而复杂的挑战。

· 家庭关系的性质将影响所有家人应对痴呆症的能力。

· 了解如何帮助痴呆症家庭过上良好生活并应对面临的挑战，那么评估家庭关系质量和作用是必要的。

· 在心理、社会和多因素干预的背景下，需要关注家庭关系，家人对痴呆症患者的关心对彼此及其关系意义重大。

引言

　　家庭生活是日常生活的重要组成，家人可以满足我们对亲密、爱和感情、归属、挑战、安全和欢庆的需求。家人也可以在需要的时候提供力量，在情感、经济和精神上提供切实的帮助。

　　越来越多的证据强调了在帮助痴呆症患者时，了解其家庭关系非常重要。家庭关系极大影响患者及家人的适应能力。这可以决定一个家庭需要什么来满足家人的幸福以及适应不断变化的环境（Rolland，1994 年）。

框 6.1　**练习 1**

思考家庭关系如何影响应对困难和庆祝的方式：

· 你认为谁是你生命中的家人或关系重要的人？

· 想想在你生命中的某段时期，某段关系面临特殊的挑战，如离家出走、结婚、身体不好或失去亲人。这一经历带来了怎样的影响？

　　－ 你们沟通吗？

　　－ 你们见面的频率如何？

　　－ 每个人是如何适应这种变化的？

　　－ 冲突引发了什么结果？

　　－ 从长远来看，这些经历对你的人际关系有何影响？

在回答框 6.1 中的第一个问题时，你确定为家人的人很可能是根据血缘关系定义的；其他人被你视为"家人"可能是因为你与他们之间可能是婚姻、民事伙伴关系或友谊等。我们定义的家庭是谁因人而异，这也说明了 21 世纪家庭生活的异质性。

在思考第二部分的答案时，你很可能已经确定你面临的挑战突出了你的关系运转的特定方式。例如，谁倾向于在关系中做出改变、你在危机中如何沟通以及如何管理冲突。你可能还发现了这段关系之前没有遇到过的问题，你需要拓展新的合作方式。这种探索也可能展示了你们的关系具有的优势和恢复能力以及潜在的突破点。

理论认为家庭关系是社会结构的必要成分，人们共同参与以实现某些共同的目标，如抚养孩子。家人必须相互依存，共同经营以实现这些共同目标。在整个生命旅程中，应对家庭面临的挑战时，人们会保持联系，以使他们的关系能够继续维持（Dallos 和 Draper，2015 年）。因此，理论认为，帮助这些遇到困难的家庭，首先需要了解家人各自的特点：

- 家庭的边界和层次结构反映家庭内的行为底线。边界在家人之间持续形成，为了保持家庭和谐，不鼓励个体差异。而脱离了边界，凝聚力就不会强，但个体差异显然具有更大的价值。等级制度反映了每个成员在家庭中的相对位置。合作良好的家庭能够在这些边界和层次结构中游刃有余，这可以应对日常生活带来的挑战。

- 沟通方式，或者是家人彼此公开交流的程度。有效沟通是健康关系的一个基本方面。在沟通方式开放的情况下，家庭能够同时满足情感和信息需求，参与解决问题并根据需要进行调整。

- 成员角色的适应性和灵活性。关系和规则是家庭正常运行的基础。一个家庭自建立伊始就处于不断变化和过渡的过程。因此，虽然家庭有制定规范其行为的规则和传统，但这些规则和传统也必须适应不断变化的环境。

- 家庭信仰系统，包括随着时间的推移而形成的观点或看法，这些观点或看法指导家庭应对重大事件的方式。这些信念会影响家庭给特定事件赋予意义，从而影响他们对这些事件的反应。信仰体系要经过几代人的发展，此外还受到文化、社会和信仰体系的影响（Dallos 和 Draper，2015 年；Kissane 和 Bloch，2002 年；Rolland，1994 年）。

家庭关系与痴呆症

在英国，2/3 的痴呆症患者住在家里，通常与家人住在一起或距离不远。家人和其他无偿的支持者是痴呆症患者的主要照顾者，是痴呆症留在家中的关键。即使痴呆症患者被送入养老院，家人仍然在他们的生活中发挥着重要作用，包括促进健康，使患者能够与家人和社区保持联系，并保证工作人员照顾他们。

研究表明，家庭关系会受到痴呆症的影响，如配偶和伙伴关系，以及成年子女、孙子孙女和痴呆症患者之间的关系（La Fontaine 和 Oyebode，2014 年）。众所周知，如果痴呆症发生在较年轻的年龄，儿童和年轻人也会受到痴呆症父母的显著影响（Sikes 和 Hall，2018 年）。此外，由于痴呆症是一种长期存在且具有挑战性的慢期疾病，在某些情况下，还会影响寿命，因此会发生人际关系的巨大转变。例如，如果痴呆症患者独立管理日常活动的能力下降并需要监督，患者在家庭中的角色会发生变化，其他家人将承担更多的责任。很明显，许多家庭对此要有适应力，要具备更广泛的沟通、协作和解决冲突的能力，并及时调整。然而，由于痴呆症持续时间长、不可预测和具有广泛的影响而带来特别复杂的变化，即使是最灵活的家庭也会面临挑战。

在确诊后的漫长时光中，痴呆症无疑都会成为巨大的挑战。许多家人将其描述为一段创伤性时期，当人们难以理解正在发生的事情时，人际关系会变得紧张。耻辱和认为痴呆症属于正常老化是长期不肯寻求帮助的常见原因。年轻人也可能被误诊为压力和抑郁，或者根本没有发现而延误了诊断。当家人之间观点不同、接触程度不深或难以承认错误时，这种情况可能会持续更长时间。

因此，需要采取有效的干预措施，使家人能够理解并适应痴呆症患者，防止出现抑郁或关系破裂等负面后果。为了实现这一目标，有必要了解痴呆症家庭的情况，并思考服务机构应如何满足痴呆症家庭的需求。

痴呆症的家庭经历

尼尔一家包括大卫（68 岁）和他的妻子尼基（64 岁）。这是他们两人的第二次婚姻，他们各自都有和前任生的孩子。他们 22 年前相识，之后两年结婚。他们的孩子都是成年人，也有自己的孩子。大卫与他的孙子接触不多。尼基经常和她的孩子们接触，孩子们说在与她女儿的孩子们在一起时，尼基是一个活跃的老祖母。然而，他们也把生命中的这段时间描述为属于他们的。因此，当大卫年满 60 岁时，他们决定退休，为共同的生活制订计划。尼基停止了工作，随着时间的推移，她开始注意到大卫行为的变化：

尼基：我注意到的第一件事是他不敢开车。我想的很好，我刚从工作中退休，为了让我们享受生活和旅行。我不知道发生了什么，但我想我真正注意到的，是他回家的时候，诸如此类的事情，没有洗澡，不会使用厨房设备。他变得越来越孤僻，经常陷入深思。他平时很健谈，总是说："你今天过得怎么样？"变得越来越孤僻。

大卫此时仍在当地一家企业从事重型机械工作。然而，出乎意料的是，他的经理通知大卫要在一个月内辞职。尼基与大卫的一位密友（他的同事）交谈，发现大卫犯了许多严重错误，并损坏了昂贵的机器。尼基说服大卫去看家庭医生。医生接诊了大卫，并建议他立即停止工作，并把他转诊给精神卫生服务机构进行评估。经过近两年的抗抑郁和压力治疗大卫也没有好转。尼基和大卫由于关系中缺乏温暖和关怀而越来越紧张，她认为他们的关系正在破裂：

尼基：我只是觉得他不会再被我打扰了，你知道，他在寻找解决办法。

经过精神科医生的复查，医生要求大卫转诊做认知评估。在出现首发症状 4 年后，大卫被诊断为行为变异型额颞叶痴呆（bvFTD）。

虽然尼基和大卫正在经历困难时期，但更多的家庭似乎没有意识到他们面临的挑战有多难。尼基解释说，大卫的兄弟姐妹公开否认了他的症状和诊断。随着大卫生活能力越来越差，与尼基女儿的关系也变得紧张，因为她暗示大卫是故意这样做的，而尼基为他付出了很多。

尼基：我们和我的女儿一起去度假，但这似乎让她很恼火，她无法相信我实际上为大卫做了多少。她说，"我简直不敢相信"，这就像有了一个孩子。她说，"哦，好在是你而不是我"，她对这一切感到非常恼火。

相反，他们描述说，自从他确诊后，作为一对夫妇他们一起调整，并学会应对疾病带来的挑战。

大卫：在某种程度上，这让我们的关系更加牢固，因为我现在比以前更依赖她了。所以，作为家人我们很团结。

尼基：现在就是这样，对吧？

大卫：就是这样。我们都很善于应对，所以你必须适应。

尼基：我们已经适应了——这是个好词，是的。

大卫：双方都付出和索取一点——比别人多一点。

然而，这并不是没有代价的。正如尼基所说：

尼基：大卫现在一直在问，"我可以这样做吗？我要不要那样做？"很奇怪，如果你明白我的意思，他曾经是那个掌控一切并为我做事的人，但现在改变了。

在行为变异型额颞叶痴呆发生之前，大卫的同情心、关心和支持是尼基非常重视的，而这方面的变化让她感到非常悲伤。

如前所述，前面描述的尼尔的家庭经历表明，识别疾病可能是一个漫长的过程，会影响整个家庭的关系。这对夫妇与更多家庭的关系质量和亲密程度似乎对如何理解和应对痴呆症产生了重大影响（参见框 6.2）。

框 6.2   练习 2

这个有行为变异型额颞叶痴呆症患者的家庭经历突出了一些关键问题，他们在管理痴呆症对他们生活的影响；在进一步阅读之前，希望你自己列出这些。

大卫和尼基仍然能够一起讨论他们的处境。尽管大卫对自己的行为及其影响的意识有所减弱，但他们以前的交往模式使他们能够探索如何应对困难。然而，很明显，公开沟通和解决冲突并不是他们以及更多的家庭关系的特征。尼基的女儿和大卫的兄妹似乎对这对夫妇所面临的困难知之甚少，他们认为尼基和大卫在责怪和批评他们。

这种缺乏沟通、支持和协作的关系导致大卫和尼基感到孤立。关系疏远会导致负面结果，随着大卫痴呆症的进展，这对夫妇可能会觉得帮助他们应对困难的人较少。尼基在他们关系中所经历的变化可能会产生失落感，需要他人支持才能维持她的幸福。如果痴呆症无法解决，可能会导致代际关系关系破裂，并让更多的家人心理状况变差。

即使处于痴呆症早期阶段，患者也需要适应人际关系。这包括日常生活中角色的变化和保持独立性。这种变化甚至可能挑战最牢固的关系，虽然许多参与照顾的家人对他们的角色感到满意，但人们认识到，对许多人来说也会有负面结果，包括抑郁症、慢性和急性压力、身体健康状况不佳（包括心脏病）以及长期护理痴呆症患者。如表 6.1 所示，结果源于多种因素的复杂作用。

痴呆症患者家庭评估

以上强调了医疗保健专业人员重视痴呆症患者和家人的福祉和需求的重要性。如果不承认、不回应家人的需求，痴呆症患者就会更容易提前入住养老院。专业人员包括临床心理学家、痴呆症专业护士、社区心理健康护士、职业治疗师和社会工作者等评估家庭关系、参与护理的家人以及痴呆症患者的需求，是为确诊家庭提供的最有效的干预措施之一。

表6.1　提高或减少负面结果的风险因素

心理因素	身体因素	关系因素
心理弹性	失眠	过去和现在关系的质量
利用服务机构	自我护理	沟通方式
行为变化的意义	多种长期急性应激源	社会支持网络的质量
痴呆症患者的福祉	抑郁症与心血管病理有关	关怀背后的意义和动机
照顾环境	多种不良心理因素结合会增加身体健康不佳的风险	家庭和社区的价值观、信仰
痴呆症的严重程度		家庭支持的质量
制定策略和找到解决方案的能力		
痴呆症的类型		

Elvish R 等人 2013 年的数据（经许可）。

　　每个家庭都是独特的，这也会产生消极的结果。因此，评估需要仔细规划，干预措施的目标是预防与患者及其亲属个人的风险和不良后果。虽然可能有一些特殊的家庭要面临更严重的后果，如沟通和协作能力差的家庭，或者存在虐待行为的家庭，了解痴呆症家人的经历是有必要的。应采取多层面的评估方法（Zarit 等人，2006 年）。这可以从简短的痴呆症评估开始，然后将患者转诊到适当的机构，例如社区精神卫生服务和痴呆症专业护理服务机构，这些机构可以量身定制详细的评估。此外，家庭治疗服务机构在家庭评估和干预方面也具有特殊价值。

　　然而，根据家庭的需要，创造性地思考参与提供诊断后评估和干预的机构是很重要的。考虑到痴呆症症状的多样性，如年轻发病或更罕见的痴呆症，这一点尤其重要。在某些情况下，可能要将患者转诊到治疗脑外伤的科室，因为这与行为变异型额颞叶痴呆发生的变化相似。但却比经典的痴呆症患者缺少关怀。传统的痴呆症服务机构对受父母患痴呆症影响的儿童和年轻人提供评估和干预不熟悉。然而，研究证据表明，在这种情况下，年轻人要付出巨大而长期的代价（Sikes 和 Hall，2018 年）。因此，如何有效地满足这些需求是服务业面临的挑战。

对痴呆症家庭的干预

　　目前许多干预措施都很有效，可根据家庭和家人的需要调整。要让他们决定做何种形式的干预，痴呆症患者也要参与进来，以满足他们的心理需求，并趁机解决与家人之间的关系问题。

　　干预措施包括个人、家庭和团体的综合性干预，具体主要取决于家庭护理人员、痴呆症患者和其他家人的需求和意愿。这些干预措施旨在制定应对策略和提高恢复力，需要家人积极参与，这一系列过程可能包括：

- 提供情感支持和帮助。
- 强化家庭和支持网络。
- 培养沟通技巧和策略。

- 自我护理策略。
- 了解有关支持服务机构。
- 了解痴呆症知识以及理解和应对痴呆症患者异常行为的策略。
- 有意义的活动和消遣。
- 压力管理。

　　然而，在全国各地，综合性干预措施的实施细节差异很大，不可避免地受到包括金钱在内的资源限制。然而，应当优先探讨提供这种支持的手段，也许应在医疗、社会保健和第三部门之间开展协作。不提供有效支持的后果是非常明显的，会导致医疗和社会保健经济成本的增加。

结论

　　人际关系通常有助于维持幸福，应对生活中的挑战，并在人生的危急时刻提供支持。良好的家庭关系对痴呆症患者来说相当重要，如果没有家庭关系，他们体验幸福以及留在家里的机会会大大减少。痴呆症影响着过往和现在的家庭关系质量、应对环境变化的策略以及所有被卷入其中的人（包括痴呆症患者）。

　　痴呆症患者的满意程度和挑战性都能被明显觉察到，但负面结果的风险因素往往每个家庭都不一样，因此需要有针对性地评估，评估家庭中个人和关系需求，并了解他们的看法。家庭受益于心理社会干预，其中包括定制的心理和情感支持以及信息和教育。

　　医疗从业者必须明白与家庭合作是痴呆症护理工作的基本组成部分。如果不能满足家人的需要，可能会对所有人产生严重的危害，包括身体和心理出现问题，以及痴呆症患者可能面临长期护理。

深度阅读

1. Balducci C, Mnich E, McKee K J, et al. Negative impact and positive value in caregiving: Validation of the COPE index in a 6-country sample of carers. Gerontologist, 2008, 48:276–286.

2. Elvish R, Lever S-J, Johnstone J, et al. Psychological interventions for carers of people with dementia: A systematic review of quantitative and qualitative evidence. Counselling and Psychotherapy Research, 2013, 13:106–125.

3. Keady J, Nolan M. The dynamics of dementia: Working together, working separately or working alone? In: Nolan M, Lundh U, Grant G, and Keady J (eds.), Partnerships in Family Care: Understanding the Caregiving Career. Open University Press, Buckingham, 2003, 15–32.

4. Kissane D, Bloch S. Family Focused Grief Therapy. Open University Press, Buckingham, 2002.

5. Orsulic-Jeras S, Whitlatch C, Szabo S, et al. The SHARE program for demen- tia: Implementation of an early-stage dyadic care-planning intervention. Dementia, 2019, 18:360–379.

6. Roach P, Keady J, Bee P. Family-AiD: A family-centred assessment tool in young-onset dementia. Quality in Ageing and Older Adults, 2014, 15: 136–150.

7. Rolland J. Families, Illness and Disability, An Integrative Treatment Model. Basic Books, New York, 1994.

8. Zarit S. Assessment of Family Caregivers: A Research Perspective, Family Care Giver Alliance, Care Giver Assessment: Voices and Views from the Field. 2006; Vol. 2. www.caregiver.org/caregiver/jsp/content/pdfs/v2_consensus.pdf (accessed April 2019).

第 7 章 | 以人为中心的护理

Dawn Brooker
Association for Dementia Studies, University of Worcester, Worcester, UK

概述
- 有这样一种风险，即逐渐失去认知能力的痴呆症患者被视为"非正常人"，并没有赋予与其他人相同的价值和权利。痴呆症患者的声音在以人为中心的护理实践中起着核心作用。
- 人性化是以人为中心的护理实践的基础。术语"恶性社会心理学"（Malignant Social Psychology，MSP）描述了一些人格缺陷。避免使用非人性化或污名化的语言或行为。
- 良好的沟通技巧可以为痴呆症患者提供支持，同时又不损害他们剩余的能力，这对保持人格有很大帮助。
- 以人为中心的护理服务的 VIPS 框架为医疗和社会护理专业人员提供了一系列反思点，是评估护理实践的一整套组织方法。

痴呆症的人格

进行性认知障碍是痴呆症的特征之一，有时会让其他人觉得随着疾病的发展，这个人正在消失。自从 Kitwood 在 20 世纪 90 年代发表开创性理论以来，人们提倡将以人为中心的护理方法应用于痴呆症，并已证明对幸福感有积极的影响。以人为中心的护理应建立在某个价值观的基础上，该价值观承认所有人的人格，不论其年龄或认知能力如何。它要求将痴呆症患者作为人来对待（参见图 7.1），确认所有人都有独特的病史和个性。它还要求将患者的想法作为护理的出发点，这种移情的观点自身有一定的治疗潜力。随着痴呆症患者增多，人们需要一个丰富多彩的社会环境，既能修复创伤，又能创造与他人亲近的机会。

痴呆症患者可以体验到幸福和不幸，这与他人对他们的行为，也就是心理社会环境有很大关系。如果要实现幸福，人与人之间需要有温暖的人际接触，这有很多办法（参见图 7.2）。随着痴呆症的发作，患者非常容易出现心理问题。如果把他们定义为有一系列症状的患者，而不是一个既有优点又有缺点的人，那么这个人的自信和自我意识很快就会崩溃。

人患有痴呆症还是患有痴呆症的人?

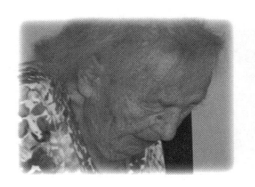 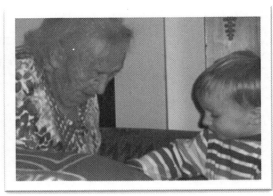

图 7.1   当你评估一个患有痴呆症的人时，你看到了谁

"你与我们的关系极大影响疾病的进程。你可以
尊重我们的人格，给我们被需要和受重视的感
觉。祖鲁人有句谚语说得很对，'一个人通过他
人成为一个人'。给我们安慰、拥抱、支持、生
命的意义。重视我们仍然可以做和正在做的事，
并保留社交网络。我们很难成为曾经的自己，所
以让我们成为现在的自己，并意识到我们正在
努力发挥作用。"克里斯汀·布莱登（Christine
Bryden），2005 年。

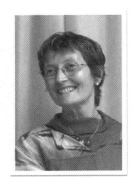

**图 7.2   澳大利亚作家克里斯汀·布莱登（Christine Bryden）在 46 岁时被诊断出患有痴呆症，她对痴
呆症生活有细致的描述**

恶性社会心理学（MSP）

Kitwood 认为，当个人需求和权利得不到满足，强烈的负面情绪被忽视或没有得到足够
的关照，患者变得越来越孤僻，人格就会受到损害。他将"恶性社会心理"作为此类事件的
总结术语，使用了"恐吓""超越""幼稚化""贴标签""贬低""指责""操纵""无效""剥
夺权力""压制""破坏""客观化""污名化""忽视""放逐"和"嘲弄"等术语来说明如果
没有处于以人为中心的护理环境中，会损害患者人格。恶性社会心理很少以恶意进行，它可
以与一些组织的护理文化交织在一起，并且很容易扎根，必须要努力阻止。新员工从老员工
那里学习如何与痴呆患者沟通。如果员工的沟通方式是以痴呆症患者的幼稚化和超越性为特
征的，那么新员工很可能会遵循这种方式。恶性社会心理的恶性是指侵蚀了被护理人的人格，
并且很快从一个工作人员传播到另一个工作人员。在不支持患者人格的护理环境中，患者更
容易产生高度的痛苦行为、情绪退缩和抑郁。

积极待人

为人处世需要人际互动，如称赞别人、谈判、协作、幽默感、创造力、通过感官参与、庆祝、放松、验证、保持、积极参与生活的互动。我们知道，在痴呆症早期，以人为中心的专业护理和支持（如个性化家庭评估、技能培训、信息、咨询和支持）会延迟进疗养院的时间，并改善护理人员的情绪。我们知道，熟练的以人为中心的护理和支持能够将痴呆症神经精神症状（NPSD）发作的可能性降到最低（参见第 8 章）。在疗养院，痴呆症患者如果和工作人员沟通良好，他们的情绪和生活质量会更好。接受过以人为中心的护理培训并从事这一职业的工作人员将看到在疗养院居住的患者躁动程度降低，对镇静药物的需求减少。积极参与人际互动和个性化活动可降低焦虑和不适。

与痴呆症患者进行良好沟通

我们对痴呆症患者及其家属进行的大多数干预都不依赖药物处方，而是依靠良好的沟通。痴呆症患者在发声方面面临着特殊的挑战。与痴呆症相关的认知障碍通常会影响记忆功能、使用和理解口头及书面语言的能力、执行日常任务的能力、与他人一样感知世界的能力以及计划能力。虽然认知能力有所下降，但痴呆症患者的感觉深度和情绪范围并没有下降。事实上，在许多情况下，情绪似乎比以往任何时候都强烈。很容易产生愤怒、喜悦、悲伤和兴奋。意识到认知缺陷的模式和情绪的强度是以人为中心的护理的一个关键因素，因为这使医疗保健专业人员能够通过沟通对患者做出适当的反应。其目的是找到一种既能支持痴呆症患者，又不损害其剩余能力的行动。

医疗和社会保健专业人员需要和痴呆症患者做交流，即使时间不长。沟通的方式取决于认知障碍的程度和类型。有些人尤其是在痴呆症早期可能很少有沟通问题。专业人员注意定期总结、检查理解情况并提供帮助，以保证患者正常生活就足够了。其他更严重的痴呆症患者可能很少说话，在这种情况下需要多鼓励他们发表自己的意见。许多人会介于这两个极端之间，通常，相比而言痴呆症以外的其他因素更容易影响沟通能力。疲劳、缺水和急性疾病等因素会对认知障碍患者的沟通能力产生更大的影响，嘈杂的环境和糟糕的照明将进一步加剧沟通困难。另外，如果英语是第二语言，它的退化速度往往比母语更快，因此用一个人喜欢的语言进行交流尤为重要。

当言语交流变得越来越困难时，使用非言语行为或拼凑零碎的言语可以有效促进交流。建立融洽的关系通常不仅仅取决于语言技巧，随着语言能力的丧失，尊重、热情、使用非语言形式的沟通变得更加重要。礼貌、尊重、友好和友善通常通过非言语行为和语调来传达。此外，痴呆症患者可能更清楚地意识到口头和非口头交流之间的不协调，因为他们对非言语交流的依赖性更强。例如，如果专业人士的肢体语言或面部表情看起来很烦躁或不得体，痴呆症患者会注意到这一点，即使他们的语言表达方式已非常不同（参见框 7.1）。

框 7.1   沟通时患者表现出恶性社会心理还是积极待人？想想你自己的实践和你所从事的服务

- 患者和家人是否参与对话，或者他们是否被提起或忽视？
- 是否始终给予患者和家人极大的尊重和礼貌，或者是否有过告状、训诫和给人贴上难以相处的标签？
- 工作人员是否用热情、关心和鼓励的态度对待患者和家人，还是用冷漠的态度来对待？
- 工作人员是否认真对待患者和家人的担心，或者患者是否长时间处于情绪困扰中？
- 患者在需要时，是否会在饮食和个人护理等活动中得到帮助，还是仅仅在喂食和如厕上得到帮助？

提供以人为中心的护理的挑战

以人为中心的护理概念不容易表达，并且难以转化为日常实践。以人为中心的痴呆症护理的 VIPS 定义（参见框 7.2）试图综合以人为中心的护理的不同过程，同时保持 Kitwood 原始理论的复杂性。这可以总结为等式 PCC（以人为中心的护理 person-centred care）= V+I+P+S。这个等式没有给出任何要素优于另一个要素，它们都是有贡献的。它还提醒我们，我们正在为非常重要的人提供护理。

英国国家临床医学研究所 / 卓越社会关怀研究所（SCIE）2006 年痴呆症指南和 2018 年更新的指南中使用了 VIPS 定义（参见框 7.3）。

VIPS 要素可用作医疗和社会护理从业者的一般指导原则，以反思他们与痴呆症患者及其家人的互动。反思性问题包括：

- 我的行为以及我与此人沟通的方式是否表明我尊重、重视和尊敬他们？
- 我是否将这个人视为一个独立的个体？
- 我是否尝试过从我要帮助的人的角度看待我的行为？这个人会如何解读我的行为？
- 我的行为和互动是否让此人感到自信，并不孤单？

这些原则适用于医疗保健专业人员交流的所有情况，适用于注射、帮助患者如厕、协助患者完成预先护理计划或管理记忆恢复团队。任务不以人为中心，但任务完成的方式是以人为中心的。

框 7.2   以人为中心的护理 VIPS 的定义（Brooker 和 Latham，2016 年）

以人为中心的护理的 VIPS 定义包括：

- V（value）一种价值观，主张所有人生命有绝对价值。
- I（individualised）一种个体化的方法，承认独特性。
- P（perspective）从痴呆患者的角度理解世界。
- S（social psychology）提倡积极的社会心理学，使痴呆症患者能够体验到幸福感。

框 7.3　**英国国家临床医学研究所 2018 年痴呆症指南**

英国国家临床医学研究所 / 卓越社会关怀研究所 2006 年痴呆症指南和 2018 年更新的指南中使用了 VIPS 定义。以人为中心的护理原则是痴呆症护理的基础，这些原则反映在建议中，有如下主张：
- 痴呆症患者（无论年龄或认知障碍）及其家人与护理人员为完整的人。
- 痴呆症患者的个性和生活经历影响对痴呆症的反应。
- 个人视角的重要性。
- 与他人的关系和互动对痴呆症患者很重要，可以促进幸福。

最后，这些原则强调了护理人员（无论他们是家人、朋友还是有偿护理人员）的需要，应支持并回馈他们的付出。

全组织方法（the whole organisation approach）

为痴呆症患者提供以人为中心的护理方式是一项挑战，尤其是在疗养院和医院中，一线疗养院工作人员可能不会觉得自己的人格受到重视。人员流动率高、人员短缺和人员培训不足导致疗养院居民的生活质量不佳。感到士气低落、精疲力竭和压力大的员工不太可能以人为中心的护理所需的尊重、热情和包容的方式进行沟通。要实现以人为中心的护理作为疗养院和医院常规护理的一部分，需要组织各级员工参与。VIPS 框架（参见框 7.4）包括一份包含 24 个指标的清单，护理人员可以将这些指标用作评估其服务是否达到以人为中心的标准。

框 7.4　**在整个组织中实施以人为中心的护理的 VIPS 框架。需要各级领导的参与才能确保构建模块和结构到位，以支持在个人层面提供以人为中心的护理**

重视；董事、高级团队
V1 痴呆症的护理目的清晰
V2 人力资源管理
V3 管理理念
V4 培训和员工发展
V5 服务环境
V6 质量保证、改进和治理

个性化；临床领导
I1 护理路径和规划
I2 定期审查
I3 个人财产
I4 个人偏好
I5 生活故事
I6 活动和消遣

视角；转变职能
P1 熟练沟通
P2 同理心、风险和决策
P3 物理环境管理
P4 身体健康需要
P5 遇险行为
P6 倡导

社会关系；每个人
S1 包含
S2 尊重
S3 温暖
S4 验证
S5 授权
S6 家庭与社区

英国国家临床医学研究所 / 卓越社会关怀研究所 2006 年痴呆症指南和 2018 年更新的指南中使用了 VIPS 定义。以人为中心的护理原则是痴呆症护理的基础，这些原则反映在建议中，有如下主张：

对任何声称提供以人为中心的痴呆症护理的护理组织而言，这提供了具体措施示例。

一个护理机构要想让以人为中心的护理长期发挥作用，需要各级领导的参与。

- 重视；高层领导应多加关注。
- 个性化护理；需要负责在组织内制定护理标准和程序的人的领导。
- 视角和社会环境；需要领导那些负责日常管理和提供护理的人。

这是一个免费的网站（参见图 7.3），为疗养院提供 24 项指标来评估护理情况，并确定改进的重点。它还包含广泛的信息和资源，涵盖了以人为中心的痴呆症护理的各个方面，以及在线质量改进周期，用以规划、测试和记录改进的想法。

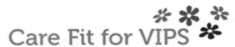

图 7.3 Care Fit for VIPS（www.carefitforvips.co.uk.）是一个免费的在线工具包，旨在帮助疗养院改善以人为中心的痴呆症护理方式

最后说一下标签

医疗保健专业人员有时习惯了使用标签来描述人。

虽然不是故意的，但这可以导致基特伍德多年前写到的那种破坏型人格。把人称为"瘫床者""流浪者""喊叫者"或"痴呆症"会损害被照顾者的人性。甚至像"老人"（而不是"老年人"）或"痴呆症受害者"（而不是"痴呆症患者"）之类的术语也会塑造特定的形象，让大多数人都不愿意与之发生联系。医护人员使用的语言对痴呆症患者及其家庭和其他参与护理的人有巨大的影响（参见框 7.5）。

框 7.5   医护人员使用语言的方式可能造成痴呆患者人格的改变

"请不要称我们为'痴呆症'——我们是人，不是疾病，只是我们有大脑疾病。如果我得了癌症，你不会称我为'癌症'吧？"（克里斯汀·布莱登，2005 年）

深度阅读

1. Brooker D, Latham I. Person Centred Dementia Care, Second Edition: Making Services Better with the VIPS Framework. Jessica Kingsley Publications, London, 2016.
2. Bryden C. Dancing with Dementia: My Story of Living Positively with Dementia. Jessica Kingsley, London, 2005.
3. Greenblat C. Love, Loss and Laughter: Seeing Alzheimer's Differently. Lyons Press, Guildford, Connecticut, 2012.
4. Kitwood T, Brooker D (eds). Dementia Reconsidered, Revisited: The Person Still Comes First. Open University Press, London, 2019.
5. NICE Guideline [NG97], Dementia: Assessment, Management and Support for People Living with Dementia and Their Carers. June 2018. www.nice. org.uk/guidance/ng97 (accessed 2 February 2019).

第8章 | 痴呆症的神经精神症状（NPSD）

Carol Bannister

Dorset Health Care University NHS Foundation Trust Dorset, Dorset, UK

概述

· 痴呆症患者要想收获最好的治疗效果需要系统的方法，包括痴呆症患者、其护理人员和医疗保健专业人员的参与，以探索痴呆症神经精神症状的非药理学和药理学选择。

· 在接受护理的痴呆症患者中，90% 在患病的某个时刻会出现痴呆症神经精神症状。

· 神经精神症状除了对痴呆症患者有影响外，还会对家人和照顾者的健康产生广泛的影响。

· 痴呆症有神经精神症状会增加护理人员的负担，这反过来又会导致更早地将患者安置在护理机构中。

引言

痴呆症的定义为由于大脑的后天变化而导致认知技能损害，如丧失记忆或说话找不到词。痴呆症神经精神症状（NPSD）以前被称为痴呆症行为和心理症状（BPSD），是一个用来描述痴呆症患者可能经历的各种非认知症状和行为的术语，如激动、攻击、叫喊和徘徊。痴呆症神经精神症状还包括诸如幻觉和妄想等令人不安的知觉体验，以及抑郁和焦虑等情感变化。这些症状可以以各种方式缠绕在一起，一个例子是欧洲阿尔茨海默病协会提出的亚综合征群，如框 8.1 所示。

如框 8.2 所述，使用"症状"一词可能会招致批评。对许多专业人士来说，这被视为不恰当地应用疾病、症状和治疗的"医学模式"的一个例子。痴呆症患者仍然是人。激动或攻击可能是无聊或不敏感的表现，哭泣或大声呼救可能是需要安慰和支持的表现。NPSD 是一个方便的名词，用于传达广泛的复杂和痛苦经历和行为，但不应将该术语误认为诊断。

本章旨在描述痴呆症神经精神症状的一些常见表现，讨论非药理学和药理学层面的预防和治疗，并探讨痴呆症神经精神症状对痴呆症患者及护理人员的影响。

框 8.1　欧洲阿尔茨海默病协会建议的症状集群

精神病	**激动**
妄想	抑郁
幻觉	焦虑
睡眠障碍	
情感淡漠	**多动症**
情感淡漠	躁动
食欲不振	抑制解除
	烦躁
	运动障碍
	欣快症

框 8.2　对痴呆症"症状"概念的批评

　　1. 个性化。 人类行为可以相互作用，需要在其背景下加以理解。对任何人来说，愤怒或苦恼都是有原因的。痴呆症的大脑变化会影响思考和感知环境的方式，但并不是为行为方式做出唯一解释。协助洗漱或穿衣可能会被视为不必要的打扰，导致言语或身体攻击，尤其是在没有良好的沟通技巧的情况下。也就是说，在这种情况下，攻击性是痴呆症缺乏同理心的一种表现。说一个人有"症状"可能会错过找到更好的方式来支持患者的机会。阻止我们认识到解决方案可能存在于护理环境中，或者在更极端的情况下，可能让我们看不到护理质量的低下。

　　2. 同质化。 神经精神症状的概念包含多种体验，包括幻觉、抑郁、攻击或不适当的性行为。诊断一个人"患有痴呆症神经精神症状"可能会降低定义和理解正在发生的事情的动力。

　　3. 背景的重要性。 一些行为需要被干预，因为会对其他行为有影响，这与所处环境强相关。性行为就是一个例子。疗养院的居住者在公共空间自慰，可能只是没有意识到他人也在同一空间中，或者认为在自己家里。这种行为可能会令其他居住者和工作人员感到厌恶，但此人却并不关心。毕竟在自己家中，是不会引起太大的关注的。将手淫描述为"症状"可能对人类一般需求不恰当的病理化。

痴呆症神经精神症状

　　神经精神症状通常同时存在，并且随着痴呆症个体症状频率的变化而反复出现。高达 90% 的痴呆患者会在疾病的某个阶段出现症状。总的来说，81% 的痴呆症神经精神症状患者在症状出现 18 个月后仍有症状。危险因素包括年龄增长、疾病、认知状况、谵妄、睡眠不良、感觉障碍、疼痛和环境。

精神病症状

　　大约 18% 的痴呆症患者会不定时出现幻觉和妄想等精神病现象。这些经历可能会持续，与中到重度疾病有关，通常预示着病情的迅速恶化。简单的妄想更常见于与遗弃、不忠、盗窃和中毒有关的主题。与精神分裂症等其他精神病相比，幻觉不太常见，而且更常出现在视觉上。在路易体痴呆中，视觉幻觉是一个核心特征。如果感知体验不是不愉快的，痴呆症患者可能不会感到痛苦，但家人往往会感到痛苦。

情感淡漠

情感淡漠是一种持续丧失做事动力的现象，50% ~ 70% 的痴呆症患者会发生这种情况，常见于额颞叶痴呆症和皮质下血管性痴呆症。情感淡漠可能包括感觉缺乏生活动力或失去对个人护理的关注。情感淡漠的人可能对自己的处境缺乏关心，对他人或周围的环境漠不关心，也就是说，对个人事件和亲戚 / 护理人员的感受似乎漠不关心。因此，情感淡漠会给患者和护理人员带来痛苦。重要的是要告知家人和护理人员，痴呆症患者不是懒惰或漠不关心，情感淡漠是疾病的一部分。

抑郁症

大约 20% 的痴呆症患者会出现抑郁症状，尽管估计值可能不同。对于一些人来说，可能会出现长期复发性抑郁症，而对于另一些人来说，抑郁症的症状会在诊断痴呆症后出现，如果有洞察力，可能与神经退行性疾病本身有关。评估时应该努力将抑郁症状与痴呆症引起的其他症状区分开，如情感淡漠和注意力不集中。

躁动

大约 50% 的痴呆症患者会不定时出现躁动，这通常在护理人员提供护理时出现。躁动往往长期存在，也增加了痴呆症患者的护理难度，导致护理人员压力增加。这在中重度疾病患者中更常见。躁动可能是一种痛苦的沟通，或与对事件或护理人员意图的误解有关，或是因精神病症状而发生。它也可能作为痴呆症药物的副作用而出现。

攻击性

攻击可能采取口头威胁、喊叫、侵犯个人空间或身体等形式。如果一个人有社会行为障碍，如额颞叶痴呆，有时可能由精神病经历触发，则更可能发生这种情况。攻击性对护理人员来说比较头痛，会让基本的护理也非常困难。重要的是要努力理解攻击行为背后的原因。例如，一个一直缄口不言或经历过性暴力的妇女在上厕所时可能会非常害怕，她感觉受到威胁而具有攻击性。

痴呆症神经精神症状对痴呆患者及其家属/护理人员的影响

神经精神的变化不仅会影响痴呆症患者，还会影响每个参与护理和治疗的人。这些症状会给个人带来痛苦，当一个人对自己的损失保持一定的洞察力时，就有可能产生更多的绝望、愤怒和挫折感。需要补充的是，并不是所有的行为症状都会给痴呆症患者带来痛苦，而是会给周围的人带来麻烦，如反复喊叫、夜间醒来、盲目走路或表现出依恋行为。重要的是，作为评估的一部分，应该从患者以及护理人员的角度来理解症状，以便给予适当的护理和支持。

神经精神症状的出现增加了家庭和护理人员的压力和负担，他们可能发现很难适应亲属的变化。患者可能会发生行为和个性变化，其人格与发病前截然不同。专业护理人员在试图提供必要的护理以维护患者尊严、身体健康并尽量减少风险时，也可能帮助其控制这些症状。

护理机构的专业护理人员也需要考虑避免给他人带来麻烦。行为障碍的发生频率与护理人员的压力成正比，并且在决定是否从家搬到养老院时起重要作用。

与家人合作

患有痴呆症神经精神症状的人很可能会失去为治疗和管理做出决策的能力。因此，必须与其家人或护理人员讨论日常表现与可能的治疗方法。家人和护理人员能够提供宝贵的背景信息，从而阐明痴呆症神经精神症状的病因，以及确定让其亲属参与护理的方法。共同讨论治疗方案并做出符合个人最大利益的决定是护理的重要组成部分。

预防痴呆症神经精神症状

应该为每个痴呆症患者制订预防性护理计划，以减少痴呆症神经精神症状的出现——这需要一个系统方法，包括对护理人员的培训、身体检查以及对提供护理的人做充分了解。有几个因素可以助其预防和减少痴呆症神经精神症状的出现（参见框 8.3）。

框 8.3　预防痴呆症神经精神症状

- 身体健康检查，包括药物检查。
- 确保护理人员在为个人提供护理和护理计划方面接受过充分培训。
- 可以满足个人需求的物理环境。考虑准备痴呆症特异性药物，即乙酰胆碱酯酶抑制剂。

身体健康检查

所有痴呆症患者的护理应包括定期的身体健康检查，以早期发现健康问题。这将有助于识别和预防痴呆症神经精神症状的可治疗病因——脱水、感染、疼痛、便秘或谵妄。牙痛很容易被忽视，即使没有告知疼痛，使用简单的镇痛措施也可以减少躁动和攻击性。同样，感染可引起痴呆症神经精神症状范畴内的广泛症状，并可通过口服抗生素治疗。

药物审查可以最大程度地减少潜在的药物相互作用，并导致停止使用可能影响认知功能的药物（参见第 5 章）。

感官损伤也可以通过戴眼镜和助听器得到弥补。可对一过性问题进行评估，以确保提供适当的设备，最大限度地提高舒适度，应尽可能包容痴呆症患者。

护理规划、员工培训和合适的环境

无论痴呆症患者在家还是在护理机构中，每个患者都有特定的个人需求。有必要考虑制订针对性的护理计划。参见第 7 章"以人为中心的护理"。

沟通困难意味着护理人员需要调整他们的沟通方式，以便让患者更容易理解，此外，还要能够解读表明需求的非言语线索，如个人护理、舒适或饮食要求。护理人员与痴呆症患者沟通时应使用简单、积极的语言，并为预期行为提供方案。例如，为避免在个人护理过程中出现躁动，应该保证环境安静、有私密性，维护其尊严。

在疗养院，工作人员需要接受充分的护理培训，了解痴呆症的症状和体征，这些症状和体征因个人和痴呆症类型而异。培训还应包括疾病进展的知识。工作人员还应熟悉法律，如《心智能力法案》以及保护和照顾弱势成年人的法律规定（参见第 12 章）。

干扰少的环境可防止出现痴呆症神经精神症状或减少其影响，可改善痴呆症患者的生活质量，例如个性化的房间、平静的配色方案、无反射玻璃或镜子、有清晰的标牌等。

痴呆症神经精神症状的评估和治疗

痴呆症神经精神症状的后果是多种多样的，包括认知功能的衰退、增加护理者的负担、早期安置和加剧社会资源的占用。在所有情况下，都需要仔细评估以描述（Describe）问题、调查（Investigate）原因、制订（Create）治疗计划并定期审查治疗计划的有效性（Effectiveness）（DICE）。这一过程将持续下去，直到症状得到控制。

识别触发因素和早期征兆，警惕问题出现

识别触发因素和早期症状可以在早期将症状发作率降到最低。症状的出现可能与个人护理程序、外界刺激或一天中的特定时间有关。一旦进行了评估并实施了变更，通常应该有一段观察等待时间。大多数患者的症状会得到缓解，无需进行非药物性心理社会干预。

身体检查

应进行预防部分所述的身体检查，特别是如果患者的表现突然发生变化，因为这可能表明存在潜在的疾病因素。需要处理身体症状，包括疼痛、不适、营养不良、脱水、发热、感染，疼痛和感染可能需要治疗。

非药物干预

对预防措施进行审查，如果采取了措施但警惕的症状仍然存在，则应考虑采取特定的非药物干预措施。许多非药物疗法（参见框 8.4）都有证据基础。如果存在精神病症状、外界刺激、解决感觉剥夺和积极的社会互动已被证明有益。这些活动包括锻炼、听音乐、记忆恢复和社交小组以及芳香疗法等。这些简单的心理社会干预措施可纳入每个居民量身定制的个

框 8.4   简单的非药物治疗

· 编写人生故事书。
· 频繁的简短对话。
· 患者在接受护理时积极与护理人员进行互动。
· 个性化社交互动。
· 活动锻炼。
· 记忆恢复。
· 按摩和芳香疗法。
· 听音乐。
· 唱歌。

性化干预措施中。非药理学策略也可以用来助眠，这些措施包括晒太阳，白天减少午睡、多活动。管理睡眠时间和夜间不寐患者，则需要工作人员接受适当的培训和学习。

药物干预

使用精神药物治疗痴呆症的顽固症状有悠久的传统。但证据基础很差，许多已经使用多年的药物没有疗效。研究还强调了药物可能造成的重大危害。在考虑药物治疗是否符合患者的适应证时，这些事实需要仔细权衡。某些挑衅行为，包括大喊大叫和强迫性性行为不能通过药物改善，也不应该进行药物治疗。

如果采取预防和非药物策略后，症状仍然存在并严重程度影响患者的生活，那么可考虑使用药物。

1. 认知增强剂

在随机对照试验（RCTS）中，胆碱酯酶抑制剂尚没有证据显示可用于治疗躁动。事实上，躁动可能是胆碱酯酶抑制剂的不良反应。有一些证据表明乙酰胆碱酯酶抑制剂和美金刚可能会抑制阿尔茨海默病患者痴呆症神经精神症状的发作。

2. 抗精神病药

服用利培酮等抗精神病药物的痴呆患者的死亡风险是未接受治疗的患者的 3 倍。有证据表明，死亡风险至少在 2 年内仍处于上升状态，而抗精神病药物处方的实际死亡人数随着使用时间的延长而增加。由于掌握了更多的潜在危害信息，因此产生了一项全球倡议，即减少抗精神病药物处方，确保药物的使用必要且有益。由于可能增加死亡率、脑血管事件、镇静、吸入性肺炎、引起锥体外系副作用和认知恶化，因此应遵循英国国家临床医学研究所 2018 年指南（参见框 8.5）。如果有患路易体痴呆的风险，应避免使用抗精神病药物。利培酮是唯一获准用于治疗长期痛苦和 / 或攻击性的躁动、幻觉和妄想的抗精神病药，应始终以最低剂量（即利培酮 0.25 毫克，夜间服用）开始，必要时缓慢滴定。

框 8.5　英国国家临床医学研究所于 2018 年制定的痴呆症抗精神病药物处方指南

- 与痴呆症患者和 / 或护理人员就治疗的可能益处和风险进行充分讨论。
- 评估脑血管危险因素，讨论可能发作的脑卒中 / 短暂性脑缺血发作（TIA）风险和对认知的不良影响。
- 定期评估和记录认知的变化。
- 识别、量化和记录目标症状。
- 定期评估和记录目标症状的变化。
- 提供抗精神病药物前应考虑对伴随病症的影响，例如抑郁症。
- 抗精神病药物的选择应在个体风险 – 收益分析后进行。
- 初始剂量低，必要时加量。
- 治疗有时间限制并定期复查（每 3 个月或根据临床需要）。

---

3. 抗抑郁药

抑郁症在痴呆症中很常见，但最近的研究表明，抗抑郁药的作用有限，效果跟安慰剂区别不大。对于轻度抑郁症，非药物治疗和谨慎观察应该是一种方法。对于中度抑郁症，心理社会疗法是治疗的可选项。如果抑郁症严重，并且在心理治疗后持续存在，那么可以讨论抗抑郁药的风险和益处，并尝试使用选择性 5- 羟色胺再摄取抑制剂（SSRI）。

老年人更容易出现副作用，如低钠血症、低血压、嗜睡、跌倒和不能静坐。没有足够的证据支持使用曲唑酮来减轻痴呆症患者的躁动——任何疗效都可能是由于它的镇静作用。对于有认知缺陷的个体，应避免使用具有高胆碱能负荷的药物，如阿米替林（参见第 5 章）。

4. 苯二氮䓬类药物

苯二氮䓬类药物会导致嗜睡、跌倒、耐受性和戒断问题。最近有证据表明长期使用苯二氮䓬类药物对认知能力有负面影响。在导致严重风险出现极端症状的短时间内，可以在仔细监测和明确讨论风险 / 收益的情况下试用劳拉西泮。

5. 睡眠药物

据估计，25% ~ 55% 的神经退行性疾病患者存在昼夜节律和睡眠障碍。睡眠困难会导致护理人员的负担和压力增加，痴呆症患者进入护理机构的可能性增加。对于有睡眠问题的痴呆症患者，考虑个性化的综合睡眠治疗方法，包括学习睡眠卫生知识、日光照射、锻炼和个性化活动。

使用镇静药物时要小心，因为会增加跌倒、白天嗜睡、协调性差和认知障碍的风险，长期使用会增加死亡率。2018 年英国国家临床医学研究所建议，如果白天出现嗜睡现象，可使用佐匹克隆或唑吡坦作为一线治疗，使用替马西泮作为二线治疗，所有治疗最长持续 2 周，避免使用其他镇静药物，如抗抑郁药、抗组胺药或褪黑素。

路易体痴呆患者在睡眠时可能会活动或说话，这被称为快速眼动行为障碍（REM behavior Disorder，RBD）。睡眠时的活动可能包括危险或攻击性行为。使用氯硝西泮有时能改善这种情况。

图 8.1 概述了痴呆症神经精神症状治疗流程图。

结论

许多痴呆患者在患病过程中会出现神经精神症状。制订有效的护理计划和治疗这些症状对减少患者和护理人员的影响，提高痴呆患者的生活质量至关重要。对于每个痴呆症患者，应制订预防性护理计划，以减少症状的出现——这需要采取系统性方法，包括对护理人员进行培训、身体检查，以及护理人员对被护理的人也要有一定的了解。如果痴呆症神经精神症状确实出现了，则需要采取循序渐进的方法来理解和治疗症状。

深度阅读

1. Lancet Commission on Dementia, Dementia prevention, interven- tion and care. 20 July 2017. https://www.thelancet.com/commissions/ dementia 2017.

2. NICE Guideline [NG97], Dementia: Assessment, Management and Support for People Living with Dementia and Their Carers. June 2018. www.nice. org.uk/guidance/ng97 (accessed 2 February 2019).

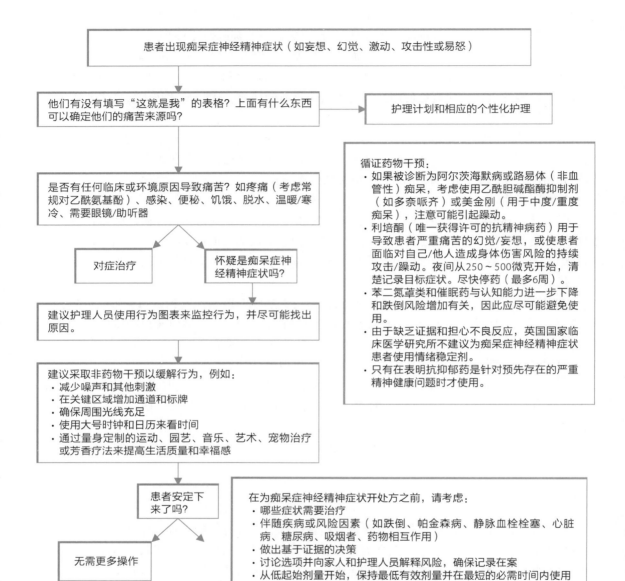

图 8.1   痴呆症神经精神症状患者管理流程图（改编自多塞特医疗保健 NHS 信托基金 2018 年痴呆症精神行为症状治疗指南）

致谢

感谢 Dhanjeev Marrie 博士和 Sally Williams 撰写本章的第一版。

情景一

一位患有阿尔茨海默病的 90 岁老人住院后，在为她护理时会变得愤怒和威胁。她平时是一个善于交际的人，但如果要处理她的失禁，她会尖叫、打人并试图抓挠。工作人员发现男性护理人员会产生更多麻烦，因此只有女性员工才能提供护理。护理人员应在平静的环境中采用清晰缓慢地沟通方式以促进理解。其他住院者仍然对她恶语相向。她的女儿提供了详细的病史，其中包括患者童年时曾在孤儿院的卧室等处遭受过严重的虐待。通过尝试在浴室中只让一名工作人员为其提供个人护理，症状得以最小化。

情景二

一位 89 岁的老太太在喝茶时变得焦躁不安，并担心孩子们的福利。她对一位前来拜访朋友的男性访客大喊大叫。与家人谈话后发现，她的丈夫酗酒，虐待孩子，而她一直试图保护孩子。她误将这位访客当作她的丈夫。

情景三

一位 80 岁的老人在紧急情况下被送进痴呆症评估部门，因为疗养院无法应对他的破坏性行为。他一天中的大部分时间都用双手和膝盖敲打地板。医疗团队怀疑他出现幻觉，但他的家人解释说他曾做过地毯装配工，他的表现就好像他在工作。

情景四

一位 75 岁男子在患阿尔茨海默病后一直在家，他产生了被迫害和失窃妄想。他将自己锁在房间里，饱受痛苦和孤独。他已经在服用美金刚。由于精神病对他的生活质量产生影响，在与患者及其家人谈话后，决定让他服用低剂量的利培酮。

第 9 章 | 年轻人的痴呆症

Peter Bentham

Birmingham and Solihull Memory Assessment Service, Birmingham, UK

概述

- 英国有 42 000 以上的人患有老年痴呆症。
- 与老年痴呆症相比，青年痴呆症存在明显的病因异质性。
- 痴呆症的某些病因虽然罕见，但可能是可逆的。
- 老年服务不能充分满足青年痴呆症患者的需求。
- 需要有明确护理路径的专家提供服务。

流行病学

世界各地的各种研究采用了不同的方法，估计 45 ~ 64 岁的痴呆症患病率为（83.1 ~ 132.9）/10 万，每年新发病例为 11.5 ~ 22.8 例（皇家精神病医师学院，2018 年）。

2013 年，英国估计有 42 325 人患有青年痴呆症（YOD）（65 岁以下发病）（阿尔茨海默病协会，2014 年），约占所有痴呆症病例的 5%。预计到 2025 年病例数将增加到 50 000 以上。YOD 的风险随着年龄的增长而增加，75% 的病例发生在 60 ~ 64 岁年龄组。与老年人相比，青年痴呆症在男性中略多见。

诊断

与青年认知障碍的其他原因（如精神分裂症）相比，青年痴呆症的患病率相对较低，这使得即使在综合征水平上诊断也具有挑战性。由于潜在病因的广泛性，这项任务更加复杂。在老年人中，大多数痴呆是由于阿尔茨海默病（AD）、血管性痴呆、路易体痴呆（DLB）或帕金森病痴呆（PDD）所引起，混合病因和边缘型年龄相关 TDP-43 脑病（LATE）随着年龄的增长越来越常见。

在青年痴呆症中，虽然阿尔茨海默病仍然是最常见的病因，但它可能占不到一半的病例，超过 30% 的病例是由额颞叶痴呆（FTD）和其他各种罕见疾病引起的（参见图 9.1）。

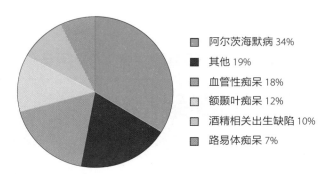

图 9.1　早发性痴呆诊断亚型。Harvey 等人（2003 年）。经 BMJ 出版集团有限公司许可转载

　　青年痴呆症患者仍然经常报告在诊断上出现长时间的延迟，而且"走投无路"（Williams 等人，1999 年），特别是在不典型的情况下。青年痴呆症的误诊很常见，据报道高达 30% ~ 50% 的病例中有误诊，尽管痴呆症的识别率总体上有所提高，但在英国，年轻人的识别不足仍然是一个问题（皇家精神病学家学院，2018 年）。

　　假阳性诊断通常与调查不充分有关，也会对患者、护理人员及其关系产生破坏性影响。如果有先前存在的因素，例如严重的精神疾病、学习障碍、教育水平低、药物滥用和英语语言技能不足，可能会混淆对评估的解读，则诊断尤其困难。

　　尽管只有不到 1% 的痴呆症可能部分或完全可逆（参见框 9.1），但这些病例大多发生在年轻人身上（Clarfield，2003 年）。因此，有必要由专业服务机构对青年痴呆症患者进行彻底调查，并提供包括磁共振（MRI）、氟代脱氧葡萄糖 – 正子发射断层成像（FDG-PET）、多巴胺转运蛋白显像（DAT）、神经生理学和脑脊液等适当的检查。对诊断过程的多学科投入必不可少，通常需要精神病学家、神经放射学家、神经学家、临床心理学家和遗传学家一起努力。如出现亚急性发作、快速进展、非典型头痛、进行性神经症状、早期癫痫发作或肌阵挛的"危险信号"，则需要神经科医生紧急关注。

框 9.1　"痴呆症"潜在的可逆原因

- 功能性精神障碍（如抑郁症、精神分裂症）。
- 药物滥用（如酒精、大麻）。
- 处方药（如丙戊酸钠、阿片类）。
- 谵妄（多种原因）。
- 呼吸障碍（如阻塞性睡眠呼吸暂停）。
- 感染（如艾滋病毒、梅毒、莱姆病、惠普尔病）。
- 自身免疫病 / 炎症（如系统性红斑狼疮、红斑狼疮、PANS、结节病）。
- 占位 / 结构性病变（如脑膜瘤、脑下垂、慢性硬膜下血肿）。
- 营养缺乏（如维生素 B_{12}，维生素 B_1）。
- 癫痫（例如非惊厥性癫痫持续状态）。
- 肿瘤（如淋巴瘤）。
- 代谢或内分泌失调（如肝豆状核变性、冠心病、甲状腺功能减退症）。
- 毒素（如汞、铅）。
- 血管疾病（例如硬脑膜动静脉瘘、可逆性后部脑病综合征）。

病因亚型

表 9.1 总结了青年痴呆症的各种病因，并按其最早或最突出的临床特征分组。

表9.1　基于其最早或最突出的临床特征的青年痴呆症病因亚型

临床表现

最早或最突出的临床特征	需要考虑的病症及其他临床特征
1. 遗忘性痴呆 学习和保留新信息的能力受损	• AD——参见正文 • ARD/WKS——酒精滥用、语义保留、额叶功能障碍、共济失调、神经病。 • VaD——突然发作，后循环缺血性脑卒中。 • LE——亚急性发作、意识模糊、精神和行为障碍、肌阵挛、癫痫发作、恶性肿瘤。 • SOL——参见 2
2. 失语症痴呆 语音和语言的语义、音位或句法方面的障碍	• AD——讲话流利，找词困难——参见正文 • PPA/FTD——参见正文和框 9.2 • PSP/CBS——参见正文 • VaD——突然发作，左半球脑卒中。 • SOL——亚急性发作、头痛、局灶性／进展性神经系统体征、癫痫、恶心、呕吐。
3. 皮质下痴呆 注意力控制受损、执行功能障碍、认知迟缓和神经功能缺损	• SIVD——血管危险因素和事件、锥体和锥体外系体征、构音障碍、步态失调症 • 帕金森病痴呆——参见 4 和正文 • MS——参见 8 • HIV——HIV 阳性、精细运动功能缺陷。 • NPH——步态失调、尿失禁。 • CADASIL——参见正文 • 脑白质营养不良——FH、痉挛、神经病变。
4. 帕金森病痴呆 锥体外系神经症状和体征。皮质下型认知障碍	• DLB/PDD——参见正文 • PSP/MSA/CBS——参见正文 • TES——参见 8 • HD，DRPLA，SCA17——参见 7 • WD——肝功能障碍、KF 环、肌张力障碍性震颤、构音障碍。 • vCJD/CJD——参见 9
5. 精神性痴呆 行为改变、精神病、情绪障碍	• DLB/PDD——参见正文 • VaD/SIVD/CADASIL——冷漠、压抑、抑郁、不稳定——参见 1、2、3 和正文 • TES——参见 8 • BSS——行为改变、头痛、嗜睡。 • 神经梅毒——额叶功能障碍、瞳孔异常、步态异常。 • LE——参见 1 • vCJD/CJD——参见 9
6. 失用性痴呆 尽管运动和感觉功能和协调功能完好，但无法执行习得的运动模式，可能影响四肢、步态或言语	• AD——肢体失调——见 1、2 和正文 • CBS/PSP——参见 3、4 和正文 • NPH，SIVD——参见 3 • vCJD/CJD——参见 9
7. 具有复杂异常运动的痴呆症 肌张力障碍、舞蹈病或手足徐动症	• 帕金森痴呆症——参见 4 和正文 • HD——FH、舞蹈病、帕金森综合征、额叶功能障碍、抑郁症 • SCA17——FH、共济失调、帕金森综合征、舞蹈病、手足徐动症 • LE——参见 1 • DRPLA——FH、舞蹈病、手足徐动症、共济失调、肌阵挛 • WD——参见 4 • vCJD/CJD——参见 9

续表

8. 共济失调性痴呆 共济失调步态、意向性震颤、构音障碍	• ARD/WKS/LE——参见 1 • MS——多灶性、视觉、运动、感觉小脑和自主神经症状、皮质下痴呆。 • MSA——参见正文 • TES——重复头外伤、帕金森综合征、情绪失调、行为改变。 • vCJD/CJD——参见 9 • DRPLA，SCA17——参见 7
9. 肌阵挛性痴呆 早期肌阵挛	• CBS/DLB——参见正文 • DRPLA——参见 7 • MELAS——脑卒中样发作、癫痫、头痛、肌病、快速进展。 • LE——参见 1 • 惠普尔病——SNGP，OMM • vCJD/CJD——快速进展、共济失调、锥体和锥体外系体征、视力丧失、幻觉、失眠、抑郁、妄想、焦虑、感觉。
10. 波动性痴呆 认知波动、混乱、谵妄	• 任何伴有谵妄的痴呆症 • DLB——参见正文 • CSDH——头痛、头部受伤、意识模糊、恶心、呕吐。 • SOL——参见 1 和 2 • LE——参见 1 • PRES——头痛、癫痫、高血压、化疗。 • NCSE——癫痫、局灶性脑损伤。

表、图和框中使用的缩略语

AD，阿尔茨海默病
APP，淀粉样前体蛋白
ARD，酒精相关性痴呆
ARSA，芳基硫酸酯酶 A
ATN1，萎缩蛋白 1
BSS，脑下垂综合征
bvFTD，行为变异型额颞叶痴呆
C9orf72，9 号染色体开放阅读框 72
CADASIL，伴皮质下梗死和白质脑病的常染色体显性遗传性脑动脉病
CAHD，慢性获得性肝脑变性
CBS，皮质基底膜综合征
CSDH，慢性硬膜下血肿
CSF1R，集落刺激因子 1 受体
DLB，路易体痴呆
DRPLA，齿状核红核苍白球丘脑下部萎缩
FH，家族病史
FTD-MND，伴有运动神经元疾病的额颞叶痴呆
GRN，颗粒体蛋白
HDLS，遗传性弥漫性白质脑病伴球状体
HD，亨廷顿病
HIV，人类免疫缺陷病毒
HTT，亨廷顿蛋白
LE，边缘性脑炎
MAPT，微管蛋白相关 tau 蛋白

MELAS，线粒体脑肌病伴高乳酸血症和脑卒中样发作
MLD，异染性脑白质营养不良
MSA，多系统萎缩
NCSE，非惊厥性癫痫持续状态
PACNS，中枢神经系统原发性血管炎
NPH，正常压力脑积水
OMM，眼咀嚼肌节律
PDD，帕金森病痴呆
PML，进行性多灶性白质脑病
PPA，原发性进行性失语症
PRES，后部可逆性脑病综合征
PSEN，早老素
PSP，进行性核上性麻痹
SCA，脊髓小脑性共济失调
SIVD，皮质下缺血性血管性痴呆
SLE，系统性红斑狼疮
SOL，占位性病变
TBP，TATA 结合蛋白
TDP-43，反式反应 DNA 结合蛋白 43
TES，创伤性脑病综合征
(v)CJD，（变异）克－雅病
VaD，血管性痴呆
WD，肝豆状核变性
WKS，韦尼克 - 科尔萨科夫综合征

阿尔茨海默病（AD）

与老年人一样，阿尔茨海默病通常表现为隐性发作的进行性遗忘记忆障碍，随后不可避免地会出现其他认知领域的下降。但是，非遗忘性临床表现很常见，包括视觉空间、语言、执行力和实践能力不足（Mendez，2017 年）。同样，在结构成像上可能存在差异，顶叶、前突和后扣带回的萎缩比内侧颞叶的变化更为明显。有 1% ~ 2% 的阿尔茨海默病年轻患者具有常染色体显性突变（APP，PSEN1，PSEN2），这些病例还可能具有非典型的神经系统特征，例如早期肌阵挛和癫痫发作、痉挛性轻瘫和构音障碍。一些研究发现，年轻时发病的阿尔茨海默病患者比老年人有更快的进展速度。在难以与额颞叶痴呆和精神疾病区分开的地方，诸如脑脊液 β- 淀粉样蛋白水平和淀粉样蛋白聚对苯二甲酸乙二醇酯等生物标志物在年轻人身上可能特别有用。

额颞叶痴呆（FTD）和原发性进行性失语症（PPA）

额颞叶痴呆大致可分为 4 种临床表现：行为变异（bvFTD）、伴有运动神经元疾病的额颞叶痴呆（FTD-MND）、语义性痴呆（SD）和进行性非流利性失语症（PNFA）（Hodges 和 Piguet，2018 年）。行为变异型额颞叶痴呆的特征是性格和行为的隐匿性渐进变化（参见框 9.2）。为了进行诊断并排除表型，还必须存在明显的功能障碍和额叶和 / 或前颞叶萎缩或类似位置的代谢或血流不足的神经影像学证据。

原发性进行性失语症（PPA）的特点是隐匿性发作、进行性语言功能障碍（Montembault 等人，2018 年）。在进行性非流畅性失语（PNFA）中，言语很轻松，但缺乏语法；也可能是言语失用和构音障碍。结构成像通常显示左侧额下回和岛叶萎缩。语义性痴呆的临床特征是对低频单字的提取和理解能力受损，对物体和人存在语义缺陷，并伴有表面阅读障碍 / 书写障碍。前颞叶有典型的双侧不对称萎缩，通常在左侧更严重。相反，减少性失语与阿尔兹海默症病理和左侧顶叶下叶和颞上回后叶萎缩有关。临床上存在找词困难、句子重复和理解障碍，通常有语音阅读障碍和书写困难。

有 10% ~ 15% 的运动神经元疾病患者出现行为变异型额颞叶痴呆特征，反之亦然，失语症在伴有运动神经元疾病的额颞叶痴呆中也很常见。该亚型与 TDP-43 包涵体和 C9orf72 扩张的家族性病例密切相关，C9orf72 扩张具有可变的表型，包括显著的精神病症状。tau 蛋白和颗粒蛋白前体的基因突变是常染色体显性家族性额颞叶痴呆不太常见的原因。

框 9.2　行为变异型额颞叶痴呆的临床特征

- 早期行为抑制解除。
- 早期冷漠或惰性。
- 过早失去同情心或同理心。
- 早期顽固、刻板、强迫或仪式行为。
- 口齿不清和饮食变化。
- 执行缺陷胜过记忆和视觉空间问题。

Rascovsky 等人（2011 年），经牛津大学出版社许可转载。

血管性痴呆（VaD）

与老年人一样，血管性痴呆的病因很常见，主要是由于动脉变性疾病，但年轻人应考虑其他致病机制。偏头痛、脑卒中和类似受累家人的病史提示常染色体显性遗传性脑动脉病伴皮质下梗死和白质脑病（CADASIL）。

路易体痴呆（DLB）、帕金森病痴呆（PDD）和非典型帕金森综合征

路易体痴呆的核心特征是波动性认知障碍、反复出现的幻视、快速眼动（REM）睡眠障碍和帕金森综合征。在路易体痴呆和帕金森病痴呆中，认知障碍的模式通常是皮质下异常，并伴有额外的视觉空间缺陷。情感障碍很常见，可能会出现妄想。这些疾病未得到诊断，并且可以通过使用评估工具包（可在 https://research.ncl.ac.uk/diamondlewy/ 获得）来提高识别度。

神经系统检查是诊断非典型帕金森综合征的关键。进行性核上性麻痹（PSP）与早期跌倒、运动障碍、垂直核上性凝视麻痹、非流畅性失语、言语失用和额叶功能障碍有关。多系统萎缩（MSA）表现为帕金森病、共济失调和自主神经功能障碍。皮质基底综合征（CBS）的特征是不对称僵硬 / 运动不能、肢体失用、肌张力障碍、额顶皮质缺陷、非流利性失语、言语失用、肌阵挛，有时还有异形肢体现象。非典型帕金森综合征对左旋多巴反应不佳。

家族性痴呆

许多类型的青年痴呆症是由不同遗传模式的突变引起的（参见框 9.3）。应仔细询问痴呆症、神经系统疾病、精神疾病和早期禁固性反应的家族史，最好追溯到两代人之前。有时不寻常的神经影像学表现，如白质营养不良，也可能增加遗传的概率。

框 9.3　家族性痴呆（突变）

- AD – 常染色体显性遗传（APP、PSEN1、PSEN2）。
- FTD – 常染色体显性遗传（MAPT、GRN、C9orf72）。
- CADASIL – 常染色体显性遗传（Notch3）。
- HD – 常染色体显性遗传（HTT）。
- SCA17 – 常染色体显性遗传（TBP）。
- DRPLA – 常染色体显性遗传（ATN1）。
- MLD – 常染色体隐性遗传（ARSA）。
- HDLS – 常染色体显性遗传（CSF1R）。
- MELAS – 母系（线粒体）。

快速进展性痴呆

有时，青年痴呆症进展迅速。在这里，需要考虑各种罕见情况（参见框 9.4），其中一些是可逆的（参见框 9.1）。

框 9.4　**快速进展性痴呆**

- 朊病毒病（例如 vCJD、CJD）。
- 自身免疫病 / 炎症（例如 LE、PACNS）。
- 肿瘤（例如淋巴瘤、转移瘤）。
- 传染性疾病（例如 HIV、PML）。
- 神经退行性疾病（例如 FTD-MND、DLB）。
- 毒性物质（例如甲氨蝶呤、铋）。
- 营养缺乏（例如维生素 B_1、B_{12}）。
- 代谢性疾病（例如 MELAS、内分泌失调）。
- 血管疾病（例如硬脑膜动静脉瘘、PRES）。

药物治疗

虽然患有阿尔茨海默病、路易体痴呆和帕金森病痴呆的年轻人可以采用与老年人大致相同的方式进行治疗，或许风险较小，但这些患者群体的研究证据不能简单地应用于其他痴呆诊断（英国国家临床医学研究所，2018 年）。不要给患有额颞叶痴呆或有认知障碍的多发性硬化症患者提供胆碱酯酶抑制剂或美金刚。很少有高质量的研究来指导行为变异型额颞叶痴呆行为障碍的处方，也许最好的药物是曲唑酮。行为变异型额颞叶痴呆患者通常对抗精神病药物的不良反应非常敏感，因此，在对患者或其他人有重大风险的情况下，应限制使用低剂量非典型药物。

综合评估与支持

患有痴呆症的年轻人有超出诊断范围的复杂需求。患者、他们的家人和支持者需要对其需求进行全面、专业、多学科的审查，然后由指定的关键人员协调制定个性化、适龄的护理计划（皇家精神病医师学院，2018 年）。

社交需求

患有痴呆症的年轻人需要得到支持，以尽可能保持活跃并融入当地社区。传统的老年精神病学和社会护理服务很少能充分满足这些需求，这些服务是为年长的、虚弱的人设计的。

如果需要更灵活或更具创造性的支持，可以为服务直接支付费用。患者或其护理人员由地方当局支付费用，由他们自己组织护理，雇用他们自己选择的护理人员。这增加了管理负担，但有些组织会收取费用。在青年痴呆症中司机很常见。如果对驾驶能力仍有疑问，尤其有非典型表现者，则需要到当地的驾驶评估中心进行驾驶评估。

信息需求

患有痴呆症的年轻人及其家人经常报告缺乏足够的信息，也不知道该去哪咨询，尤其在诊断期间。必须以及时、易懂和体贴的形式提供有关诊断及其在治疗和预后方面的信息。虽然阿尔茨海默病的信息比比皆是，但对于一些罕见的情况，可能很难找到易于理解的文本。可靠的互联网资源，例如由罕见痴呆症救护（Rare Dementia Support）（http://www.raredementiasupport.org/）提供的资源是一个受欢迎的可选项。

对疑似痴呆症进行评估令人感到恐惧，在某些方面可能有不好的影响。在评估咨询前做好准备并获得知情同意非常重要。在年轻时患上痴呆症可能会造成经济上的灾难，因为很有可能会失去两项收入。福利制度的复杂性使其更加复杂。由专业社会工作者或英国公民咨询局（Citizens Advice）提供的建议和信息非常宝贵，服务机构也应为高级护理决策提供建议和支持。

就业需求

大多数青年痴呆症患者在发病时都带薪工作，事实上，工作上的障碍是青年痴呆症的一个常见表现。风险评估至关重要，可能需要职业治疗评估。青年痴呆症患者在确诊前被解雇并不罕见。应该鼓励雇主承认其因痴呆症而提前退休，这样退休金和其他福利就不会受到影响。此外，一些青年痴呆症患者希望继续就业，应鼓励雇主做出合理的工作调整，以适应残疾并让患者最大程度地发挥优势。

护理人员和家人的需求

照顾青年痴呆症患者是压力和负担的主要来源，这两者都是机构收容的已知重要风险因素。大约一半的青年痴呆症患者的护理人员有心理应激反应，通常是焦虑或抑郁。护理人员有权评估自己的需求，但也必须了解并满足家人的需求。儿童和青少年也可能是护理人员，也会受到不良影响，有时需要儿童服务机构的帮助。有经验的社区心理健康专家或痴呆症专业护士的及时帮助受到痴呆症家庭的热情欢迎，尤其是在整个疾病期间能够提供照顾的情况下。然而，家庭运转的明显破坏可能需要家庭治疗服务的介入，请参阅第 6 章。亲属经常高估遗传痴呆症的风险，准确的信息可以让他们放心。然而，当怀疑有遗传性疾病时，痴呆症家庭确实会出现额外的复杂状况，需要与遗传服务机构联系，咨询并做基因检测。

身体需求

神经功能障碍如亨廷顿病和进行性核上性麻痹是许多不同类型青年痴呆症的核心特征。跌倒的风险最大，需要理疗支持。吞咽困难导致体重减轻和窒息也是主要的风险。此时也需要请语言治疗师做评估。他们还可以为治疗语言障碍提供建议，这可能是患者和护理人员的一大挫折，增加了行为障碍的风险。由于异常饮食行为导致的体重减轻和窒息是行为变异型额颞叶痴呆的常见风险，需要多学科评估。营养师的建议对这些疾病的治疗也很有用。

完善服务

在英国，专业服务仍然不完善。令人担忧的是，尽管记忆服务国家认证计划（Memory Services National Accreditation Programme）纳入了青年痴呆症的标准，但这一情况最近可能有所恶化（皇家精神病医生学院，2018 年）。为持续完善服务，当地需要做出具体的计划。这要求临床试验小组和医院管理层都要指定人选，并对服务机构负责。

还必须指定经验丰富的临床负责人，并保证有足够的工作时间。如果是 50 万及以上人口的区域，需要配置专业的多学科团队。患者及其家属应作为合作伙伴积极参与服务的开展。必须与其他服务机构和第三方部门密切合作，明确但灵活地划分责任。由于大多数青年痴呆症服务都基于心理健康，因此必须与当地的影像和神经病学服务机构建立密切的合作，以确保准确、及时的诊断。

在此之后，重点应放在社区服务上。青年痴呆症患者的机构护理风险似乎不成比例地高，多达 30% 的青年痴呆症患者居住在某种形式的护理机构中（Harvey 等人，2003 年）。虽然机构护理可以推迟，有时可以通过良好的社区护理来避免，但专业疗养院服务仍然必不可少，因为年轻、身体强壮的痴呆症患者通常无法与体弱、年长的患者很好地融合在一起。如果可能，应避免住精神病院，因为老年人或普通成人病房通常无法充分满足青年痴呆症患者的需求。

为患有痴呆症的年轻人提供的机构服务应准确、及时，以个人和家庭为中心的护理无缝跟进，路径清晰，满足个人和家庭在疾病各个阶段的需求，以便他们不再"走投无路"。

深度阅读

1. Alzheimer's Society, Dementia UK: Update Second Edition. 2014. www. alzheimers.org.uk/sites/default/files/migrate/downloads/dementia_uk_ update.pdf.

2. Clarfield A M. The decreasing prevalence of reversible dementias: An updated meta-analysis. Arch Int Med, 2003, 16:2219–2229.

3. Harvey R J, Skelton-Robinson M, Rossor M N. The prevalence and causes of dementia in people under the age of 65 years. J Neurol Neurosurg Psych, 2003, 74(9):1206–1209.

4. Hodges J R, Piguet O. Progress and challenges in frontotemporal dementia research: A 20-year review. J Alzheimers Dis, 2018, 62(3):1467–1480.

5. Mendez M F. Early-onset Alzheimer's disease. Neurol Clin, 2017, 35(2):263–281.

6. Montembeault M, Brambati S M, Gorno-Tempini M L, Migliaccio R. Clinical, anatomical, and pathological features in the three variants of primary progressive aphasia: A review. Front Neurol, 2018, 9:692.

7. NICE Guidelines [NG97], Dementia: Assessment, Management and Support for People Living with Dementia and Their Carers. June 2018. www.nice. org.uk/guidance/ng97 (accessed 2 February 2019).

8. Rascovsky K, Hodges J R, Knopman D, et al. Sensitivity of revised diagnostic criteria for the behavioural variant of frontotemporal dementia. Brain, 2011, 134:2456–2477.

9. Royal College of Psychiatrists, Young-onset Dementia in Mental Health Services: Recommendations for Service Provision. College Report CR217 (revision of CR135), 2018.

10. Williams T, Cameron I, Deardon T, et al. From Pillar to Post: Early Onset Dementia in Leeds: Prevalence, Experience and Service Needs. Leeds Health Authority: Leeds, 1999.

Chapter 10 | **Dementia in Primary Care**

第 10 章 | 初级保健中的痴呆症

Paul French
Dorset CCG, Dorset, UK

> **概述**
> · 初级保健机构在识别痴呆症的初始症状上处于特殊地位。
> · 一个普通全科医生平均护理大约 20 名痴呆症患者。
> · 痴呆症的诊断可以在初级保健机构中进行，无论是否有专家参与。
> · 初级保健团队了解患者的一般健康状况和当地的服务机构布局，因此能够很好地给痴呆症患者
>   和各种护理人员提供支持，并与其他机构合作。

初级保健的性质

全科医生（GP）和初级护理机构（PCT）在识别痴呆症的初始症状、进行初步评估、转诊，然后提供全面的诊断后护理方面具有独特的地位。全科医生通常已经与患者和他们的家人建立了关系，对他们的医疗需求和家庭情况有大体了解。初级保健机构中的临床医生是多面手，但不能指望他们有非常专业的技能。全科医生的看诊时间很短，平均 10 分钟，服务压力很大。这些因素可能会限制痴呆症治疗在初级保健中所占的比例，以及需要与专业服务机构共享的内容。

尽管初级保健最适合管理患者和护理人员的医疗和社会护理需求，但这些需求的复杂性通常导致全科医生与一系列其他法定英国国家医疗服务（NHS）、社会服务、地方当局（LA）和志愿者组织（VS）服务提供者进行合作。

英国的初级保健服务正在经历一个重大变化的时期，如以某种形式合并和 / 或合作，通过发展涉及其他相关服务提供者的基于实践的扩展多学科团队（MDT）、发展有特殊兴趣的全科医生（GPwSIs），与当地精神健康服务机构更密切的合作，以及开发包括法定组织和志愿者组织的当地服务目录（DOS），以开发更完善的护理服务的潜力。

痴呆症的初级保健

一个普通全科医生大约护理 20 名痴呆症患者，其中 60% 住在家里，40% 接受长期护理，超过一半的人会活过 80 岁。相比之下，全科医生很可能每 20 年只会看到 1 名年轻痴呆症患

者，因当地人口统计数据而异。全科医生将看到更多对自己的记忆力有主观担忧但没有痴呆症的人。

从诊断到规划临终关怀，痴呆症患者及护理人员将成为医疗和社会护理需求最大的人群。研究显示，26% 的重症患者的简易精神状态检查（MMSE）评分低于 25 分，21% 的患者临床诊断为痴呆，1/3 的老年人会患痴呆症。这突显了与地方 NHS 衰老和痴呆服务机构、地方当局和志愿者组织服务提供者进行合作的必要。

表现

在初级保健机构发现有关记忆或其他心智技能的问题时，有三个主要问题需要解决：

- 有可能患痴呆症吗？
- 病因是否可逆？
- 是时候转诊进行专家评估了吗？

患者可能以多种方式出现记忆或其他心智技能的问题，原因也多种多样，如患者或家属可能产生顾虑（"医生，我（或我配偶）的记忆有问题？"）。其他专业人士如医疗保健工作者或社会工作者可能会注意到一个人的记忆、社交功能或工作技能的变化。有些人患痴呆症的风险可能会增加，有些时候这种担忧可以作为其他临床研究的一部分。慢性神经系统疾病患者，如学习障碍和帕金森病患者，可能会出现认知改变。

无论个人如何向全科医生介绍，医生最好能积极响应。积极响应将使患者及护理人员对全科医生和当地痴呆症服务机构充满信心。保持积极的态度并讨论早期诊断的好处可以减少焦虑，如果确诊，则可以帮助人们在患有痴呆症的情况下更好地生活。

出现疑似痴呆症和严重的行为问题、抑郁、幻觉和其他心理健康问题的患者应转诊接受紧急评估。对于这些情况，当地的国民健康服务机构（NHS）应该采取相应的措施。

有可能患痴呆症吗？

对记忆力或心智技能的担忧在那些没有患痴呆症的人中很常见，全科医生需要判断是否做进一步评估及评估的程度。大多数线索都会惹人注意。例如，与家人或朋友鼓励就诊的人相比，因担心患有痴呆症而独自就诊的人患痴呆症的可能性要小得多。关心的性质很重要。痴呆症是一种心智技能残疾，因此通常提出的问题是变化的，例如，忘记某次谈话或以一种新的方式重复。相比之下，能描述个人感受（"我的记忆力太差了，太尴尬了"）的人患痴呆症的可能性较小。

心智技能测试可以提供一个客观的视角。没有证据支持通过筛查确诊痴呆症。然而，如果怀疑患有痴呆症，有各种各样的工具可以用来评估——每种工具都有其利弊。在评估认知功能时，要注意可能影响分数的因素，这些因素会导致假阳性或阴性结果，包括焦虑或抑郁并存、测试期间的压力、临床医生使用工具的技能，以及受测个体的教育水平或成就。受教育程度或成就高意味着即使在早期痴呆症阶段也可以获得高分，受教育程度低意味着分数稍低却并不意味着早期痴呆症。用一个人的第二语言进行的测试需要给予严谨的解释，有些测试可能会有文化偏见。如果有轻微听觉和视觉损伤，可能会影响认知测试的结果。

因此，最好以减少患者焦虑的方式和地点进行评估。一些筛选工具需要短期培训，但熟悉工具及使用方法通常就足够了。请参阅第 3 章框 3.5，了解在急诊中心或初级保健环境中使用的简要筛查工具。当认知筛查结果模棱两可时，一个人的功能衰退可能表明患有痴呆症。目前英国国家临床医学研究所推荐做功能评估。患者和护理人员可以做一个简单的功能评估问卷，并在就诊时随身携带。如有可能，还应从家人或专业护理人员处获得有关患者认知和社交功能的其他信息。

记忆问题是否可逆？

有些人可能只是需要得到一个保证，即一旦他们讲述了自己的忧虑，就不太可能患上痴呆症。对痴呆症的恐惧是非常普遍的，不过，记忆和其他心智技能变差时可以在初级保健机构寻求帮助，参见框 10.1。

- 抑郁。注意力障碍和精神迟钝在抑郁症中很常见，可能被误认为是痴呆。这有时被称为抑郁性假性痴呆（depressive pseudodementia）。
- 药物不良反应。许多不同的药物都会损害智力，最常见的是阿片类止痛药、抗惊厥药、抗胆碱药物、苯二氮草类和抗精神病药（参见第5章）。
- 其他病症。任何扰乱睡眠的病症都会损害注意力，这可能包括慢性疼痛或阻塞性睡眠呼吸暂停，有纤维肌痛诊断的人也往往会出现注意力不集中。在转诊之前，建议检查一个人的全血计数、生化特征和甲状腺功能，以找出需要解决的简单问题，如甲状腺功能减退、感染或谵妄。

框 10.1　认知障碍常见原因概述

认知障碍的可改变原因

- 维生素缺乏症，包括叶酸、维生素 B_{12} 和维生素 D。
- 甲状腺功能减退症。
- 压力、焦虑和抑郁。
- 药物不良反应（参见第 5 章）。

需要考虑的其他诊断

- 颅部占位性病变、正常压力脑积水。
- 快速进行性认知衰退 –CJD。
- 收集良好的病史并进行神经系统检查可以在初级保健中合理地排除这些诊断。

是时候进行专家转诊了吗？

如果病史显示痴呆症的可能性很大，并且没有确定其他影响因素，那么下一步将考虑根据当地商定的指南进行转诊，通常是记忆评估服务。此时最好公开谈论痴呆症的可能性，而不是委婉地回避这个话题。专家评估本质上是为了查明此人是否患有痴呆症，除非对此进行讨论，否则患者无法给出有意义的知情同意。

在这个关头，向患者解释评估过程的各个阶段及其原因是很重要的。评估某人是否有能力对该过程给予知情同意是很重要的。如果患者有能力，并且拒绝，那么就不应该再转诊。然而，探究他们做出决策的原因往往会突显出其他焦虑，包括对诊断的恐惧、对失去驾驶执照或不得不离开家的担忧。即使没有同意，也可以确定护理人员的需求，并提供支持。

如果患者没有能力同意，那么就必须代其做出决定，决策时需要考虑评估和转诊是否对患者最好。在做出这一符合"最大利益"的决策时，要考虑接受诊断是否会让患者和护理人员在国家医疗服务（NHS）的初级和二级保健获得更合适的服务以及社会关怀。

患者的同意或关于转诊与否这一决定应在所有转诊诊断上记录。

痴呆症通常会在数年内慢慢发生改变。数周或数月内的快速变化可能表明有潜在的神经疾病，如克－雅病或脑占位性病变。在这种情况下，转诊给神经科医生可能更合适。

决定转诊至二级保健后，评估过程中收集的所有信息都应记录在转诊记录中，这一点很重要，例如：

1. 转诊的理由。

2. 变化或症状简史。

3. 化验结果。

4. 患者是否同意。

5. 其他相关附加信息。这可能包括患者和护理人员关注的问题，如相关的社会关怀问题，包括与社会服务机构的接触。

初级保健在诊断和治疗中的作用

初级保健中的诊断

在英国的某些地区，无论是否有专家参与，一般都会在初级保健机构进行评估，没有理由不在初级保健机构进行评估，前提是个人可以接受，并且在初级保健医生的技能和时间限制范围内。痴呆症是一种技能障碍，当症状轻微时，可能需要仔细测量才能明确识别。相比之下，严重的痴呆症通常是显而易见的，诊断可能相对简单。对于更严重的痴呆症，最好避免过度彻底的评估，这可能带来不必要的痛苦。对某些人来说，选择初级保健机构做诊断可能是最好的办法。

痴呆症的处方药

痴呆症的药物治疗通常在二级护理中进行。在英国的一些地区，全科医生确实会使用这些药物——通常是在专家同事的支持和指导下。关于美金刚的适应证见第 5 章国家临床医学研究所最新指南。

初级保健在痴呆症患者的长期处方和药物监测中具有重要作用。出现医疗禁忌证或不良反应时可能需要停止用药。详见第 5 章。

诊断后

确诊痴呆症是可以改变生活的大事件。对于痴呆症患者和照顾他们的人来说，在这一挑战面前最好找到合适的方式来适应这种状况。

收到诊断的患者应评估其医疗和社会需求，并制订护理和支持计划。对于未被诊断为痴呆症，但被诊断为轻度认知障碍或对其认知功能水平仍有担忧的患者，也应进行随访，因为这些人以后有可能患痴呆症。

患者和护理人员的需求可能很复杂，可能涉及一系列服务，包括 NHS、地方当局和志愿者组织。《2018 年英国国家临床医学研究所指南》建议，被诊断为痴呆症的患者应该有一名护理协调员，由一名医疗／社会关怀专业人员负责协调他们的护理（参见框 10.2）。如何发挥这一作用将取决于当地的医疗和社会保健系统。全科医生应了解护理协调员的作用，并与他们合作，确保患者和护理人员能够获得他们需要的帮助和支持。

诊断应输入患者记录和痴呆症实践模板中，以便初级护理团队可以使用，并且可以转诊到二级护理机构。

框 10.2　护理协调员角色示例（英国国家临床医学研究所，2018 年）
- 安排患者所需要的初步评估，并制订护理和支持计划。
- 提供有关如何获得可用服务的信息，让家庭／护理人员（视情况而定）参与支持和决策，对那些没有决策能力的人给予特别关照。
- 确保人们了解他们的权利，包括提供当地的宣传服务，必要时使用独立的心智能力代言人。

患有痴呆症的人通常会随着年龄的增长而逐渐改变，好的痴呆症护理应该为这些变化做好准备。在可能的情况下，痴呆症患者及护理人员应了解诊断结果，并有机会培养良好生活所需的技能和信心。这包括制订预期护理计划，包括临终偏好（end-of-life preferences）。预期和计划可以减少问题发展成危机的机会，并可以减少无益的住院。这通常是护理协调员的职责，但如果患者记录中有这些信息将使全科医生更容易满足他们的需求。

在确诊后，评护理人员的需求并提供满足这些需求是很重要的。护理人员很容易受到伤害，尤其是在诊断后的一段时期，满足他们在这一阶段的情感需求并给予及时的帮助将减少护理人员的焦虑和痛苦。虽然这是护理协调员的职责，但护理人员通常更愿意和他们的家庭医生来讨论他们遇到的任何问题。

信息

患者和护理人员受益于可用于帮助和支持他们的有关痴呆症的信息和服务。这些信息需要及时提供，随着痴呆症进展以及对患者和护理人员生活的影响加深，信息的类型也会改变。护理协调员应提供这些信息，发传单或提供相关联系电话会比较好。

痴呆症诊所

如果诊所的环境对痴呆症友好，那么患者和护理人员的需求就更容易得到满足，可以减少患者和护理人员的痛苦，改善就医流程，更有效地利用预约时间。痴呆症诊所需要提供员工培训，使用清单来确定在诊所能够做出的关怀，并从阿尔茨海默病协会获取资源。全科医生会知道这些文件和它们的用处。

患者故事

使用"This is me"工具或类似工具可以使临床医生和护理人员在各种环境中更容易了解个体患者、他们的好恶，并改善沟通。当患者改变环境时，这些工具也会有所帮助，例如，长期或短期进入疗养院或住院。

康复

痴呆症的心理健康恢复定义为患者心中有希望，了解他们的能力和残疾情况，积极生活，个人自主，有社会认同、生活的意义和目的以及积极的自我意识。尽管由于痴呆症的性质，这一概念需要调整，但它仍然是适用的，全科医生可以在帮助患者恢复心理健康方面发挥作用。

生命终期（EOL）护理

在离世的成年人中 1/3 会患有某种程度的痴呆症，这可能是偶然或直接导致他们死亡的原因。全科医生会为住在家里或疗养院的患者提供生命终期护理。如果预先护理计划（ACP）中包含了患者对生命终期护理的偏好，则在需要做出一些艰难的决策时可以变得相对容易。因此，尽管与患者讨论这个问题并不容易，但这样做很重要，这样患者就可以在还有决策能力的时候做出明智的选择、表达个人偏好或选择代理决策人。

确定生命即将结束可能很困难，这可能会使人们在健康状况发生变化时更难达成一致的计划。对治疗做出最佳决策是一项临床和伦理挑战，应考虑到家人的意见，尤其是在得到有效的长期授权书的情况下。严重痴呆症的指标包括：

- 在没有帮助的情况下无法行走。
- 没有持续的、有意义的对话。
- 大小便失禁。
- 无法进行简单的日常生活活动（例如，进食或穿衣时需要帮忙）。

生命的终结常常预示着体重减轻、反复感染、进食和吞咽困难以及亲人的崩溃。有关生命终期护理的更多信息，请参见第 13 章。

致谢

感谢 Tom Ibister 博士和 Bernie Coope 博士参与本章的编写工作。

第 11 章 | **急症医院中的痴呆症**

Rod Kersh

Rotherham Hospital and Manor Field Surgery, Maltby, UK
Yorkshire and Humber Clinical Network for Dementia, Rotherham, UK

概述

- 在过去 10 年中，急诊住院治疗、支持或护理痴呆患者的方法已经发生了重大变化。
- 医院不同的环境、严格的常规制度、等级制度和组织制度都可能对个人产生负面影响。
- 住院一般与环境危害有关，如跌倒、压疮和谵妄恶化。
- 初级保健和二级保健之间的接口是药物治疗合理化的宝贵机会。
- 个人长期住院时，长期卧床会产生有害影响，必须在整个住院过程中加以考虑。

引言

自 2012 年英国首相提出痴呆症挑战以来，英国和国际上一直在致力于提高痴呆症患者在医院病房和诊所的标准。在国王基金会和伍斯特大学试点工作组的领导下，创建对痴呆症友好的环境，以及最近建立的专注于痴呆症患者体验的特定培训和教育，对于改善患者、护理人员和家人的体验是至关重要的。

本章讨论痴呆症患者住院的一些原因。还包括评估和初始干预，特别侧重于增加与患者、护理人员和社区团队进行创造性互动的努力，以建立替代入院的方案。探索避免从初始评估到出院的整个入院过程中可能发生的任何伤害。

住院原因

患有痴呆症的人接受住院治疗的原因与没有患痴呆症的一样多，但一个特别常见的原因是跌倒。每年 65 岁以上的人中超过 1/3 的人会跌倒，而痴呆症患者的这一数字翻了一番。痴呆症会导致情境意识、视力和视觉感知受损，并且通常会出现与年龄相关的黄斑变性或白内障等相关慢性病。许多其他因素也会导致跌倒，包括忘记戴眼镜或眼镜放错地方、与相对营养不良相关的肌肉减少症、多重用药、抗胆碱能负担和直立性低血压。所有这些都可能导致跌倒并带来直接的身体伤害，即股骨颈骨折或外伤性硬膜下血肿，更微妙但同样严重的后果是失去信心、独立性和自主性。

痴呆症患者入院时，除了考虑与痴呆症本身的任何潜在相互关系外，还必须考虑主诉，如急性心肌梗死／肺炎。只考虑与住院相关的行为变化可能会忽略急性潜在的疾病，其中焦虑、恐惧和痛苦掩盖了更典型的临床表现，例如呼吸困难和肺炎引起的咳嗽或心肌梗死引起的胸痛。

预防住院

对于痴呆症患者来说，入院治疗可能是一种创伤性、破坏性的行为，尽管有可能挽救生命，但可能会导致患者在出院后应对能力严重衰退（参见框 11.1）。

努力避免不必要的住院对痴呆症患者非常重要。与住院本身固有的风险相比，社区工作人员所采取的行动，如提供额外的护理人员、增加设备等，以便患者在家中度过一段急性身体疾病的时期，可能会更快康复。制订预先护理计划（ACP）、说明患者偏好和愿望的文件，如首选的护理地点（和死亡地点），以及在危机发生前与患者、亲属和护理人员一起制定的拒绝治疗的预先决策（ADRT），是支持该过程的一个重要组成部分。

框 11.1 住院的痴呆症患者

· 1/4 的急诊病床被痴呆症患者占用。

· 70 岁以上老人中超过 40% 在意外（急诊）入院时患有痴呆症。

· 36% 因急症入住医院的痴呆症患者没有成功出院。

· 痴呆症患者的急性病再入院率比非痴呆症患者高 70%。

资料来源：英国阿尔茨海默病研究中心，dementiastatistics.org.

在初级保健机构就医

在初级保健机构就医是伴随疾病、预先护理计划相关知识或拒绝治疗的预先决策的重要信息的来源。大多数全科医生喜欢与医院团队交谈，家访或将痴呆症患者安置在医院以外，而不是考虑入住医院。随着综合护理记录的使用越来越多，电子通信和信息共享也逐渐发展。

充分的沟通不仅在入院时至关重要，在出院时更是如此。重要的是，出院安排应与初级保健医进行规划和协调，以减少可避免的再入院风险，并确保信息的准确传递。告知全科医生入院的详细情况，如告知谵妄或停药的时间将减少无意中恢复用药或将谵妄被误解为痴呆症的风险。

初始评估

病史和检查

与痴呆症患者相关的病史和检查程序可能会崩溃，"可怜的历史学家"的记录并不是收集信息的借口。临床工作人员必须认识到，对痴呆症患者的评估可能需要更长的时间，利用其他信息——打电话给家人、与全科医生或社区团队交谈或访问电子社区记录——有助于准确和彻底的评估和诊断。

　　初步评估的一个重要决策因素是确定是否存在潜在的疾病原因，例如，直立性低血压导致跌倒或肺栓塞导致呼吸困难。快速评估和诊断很重要。由于医院环境压力大，基于流动和快速出院的基本方针，过度诊断和诊断不足是长期存在的风险，并可能成为威胁，导致启动不恰当的护理计划。例如，如果住院的原因是家属无法休整或无力采取其他形式的照顾，那么提供抗生素除了可能会让行动能力迟缓和增加身体负担之外，几乎无助于改善任何情况。

评估药物治疗

　　初步评估是审查一个人的药物清单并简化治疗的好机会。这需要一种务实的方法，例如考虑对肺栓塞患者使用抗凝剂是必要的，但不是必需的；他汀类药物治疗以非心脏病为临床表现的缺血性心脏病既非必要也非必需；或者还有那些不必要或有害的药物。

　　越来越重要的"有害"药物类别是具有抗胆碱能特性的药物。奥昔布宁和阿米替林等臭名昭著的药物对痴呆症患者尤其具有毒性作用——最主要的原因是这些药物对中枢神经系统有破坏作用。关于痴呆症抗胆碱药物治疗的更多细节参见第 5 章。

　　除了考虑停用这些药物以外，让患者和护理人员参与决策也很重要，尤其是当生活质量等问题与风险交织在一起时——例如，继续使用如曲司匹姆这样的相对选择性抗胆碱药物，可能会出现让行动不便患者出现更频繁的失禁。

　　其他可能有害的药物包括阿片类药物、抗高血压药、抗焦虑药、镇静药及抗组胺药。

评估能力与提前决策

　　每一次临床接触都需要对个人的能力和理解力进行评估，这在照顾痴呆症患者时尤为重要。更为重要的是进行正式的能力评估，或在重大干预时将这些信息在临床记录中记录下来，例如评估复苏状态。简单地记录"缺乏能力"是不够的，必须真正尝试让患者或其亲属、直系亲属或律师或代理人参与进来（关于长期授权书或保护法庭，参见第 12 章）。如果患者的近亲不在，则可以签署文件后在患者有能力做决定或立即联系家人。

　　随着越来越多的政策被采用，例如推荐的紧急护理和治疗概要计划（ReSPECT）和拒绝治疗的预先方案（ADRTs），临床工作人员有义务询问是否存在此类记录。这不应干扰以患者受益最大为出发点的紧急治疗，但这些文件可以支持决策，以避免不必要的临床干预和治疗。尽管正在进行大量的工作来制定这些内容，但目前还没有出台国家标准。

住院期间对认知障碍的诊断

　　急诊住院会对任何人的认知、感知和行为产生负面影响，当这与痴呆症和谵妄、衰老过程和急性疾病相结合时——即使可能微不足道——任何评估的结果都必须从这个角度加以考虑。痴呆症极少（如果有的话）在急诊入院时被诊断出来。

　　评估工具（参见框 11.2）可用于对认知水平进行测量——这些工具在诊断谵妄时最有用，可以及时确定个人的认知状态，特别是在谵妄的诊断、治疗和监测方面。如果怀疑患有痴呆症，也可以做进一步评估。

谵妄

谵妄影响了 25% 的 65 岁以上的患者。谵妄在痴呆症患者中更常见，但在没有痴呆症、认知障碍或脑血管疾病病史的人群中也可能发生。谵妄可能需要数月时间才能解决，并可能导致痴呆症患者的认知功能逐步恶化。这会导致死亡，预后较差，包括住院时间延长、住院风险增加和认知能力迅速下降。

当一个人的认知、感知、行为、警觉或觉醒状态在数天或数小时内发生变化时，尤其有波动的情况下可能会诊断为谵妄。框 11.3 区分了谵妄和痴呆症。

谵妄的病因很复杂，诊断谵妄可能很困难。谵妄有三种不同的状态，鉴于病情的可变性质，有时很难确定，参见框 11.4。

尽管谵妄可能会迅速消退——在数小时或数天内——但如果长期存在诱发原因，如未经治疗的感染或便秘，通常会持续很长时间，或者尽管髋部骨折等前因迅速解决，但谵妄仍可能持续存在。持续 3 个月即转为慢性。此时可能需要进行评估，以确定患者的情况是否有所改善，或者是否需要做出其他诊断，如痴呆症。

框 11.3   **谵妄与痴呆症的特征**

	谵妄	痴呆症
发作	通常在数小时、数天内迅速发作	数月至数年逐渐发作
病程	波动	进行性
持续时间	数天至数周	多年递进
注意力	严重影响	通常保持到疾病后期
睡眠—清醒	有时保留（晚上醒来，白天睡觉）	通常在疾病后期
警觉	波动	直到疾病后期才受到影响
方向感	波动	可在早期出现
行为	过度或缺乏刺激、退缩或激动	直到疾病后期才受到影响
语言	缓慢或不稳定，通常正常	找词困难
思想	会受到妄想的影响	通常在疾病后期
感知	可能出现视觉、听觉或体感幻觉	通常在疾病晚期出现或为痴呆症的特定亚型

框 11.4 **谵妄的类型**

多动性谵妄

与活动增加和不安、兴奋性和反应性、痛苦、恐惧、起搏、发声、潜逃有关。在这种状态下，患者面临的最大风险通常是跌倒或临床工作人员的干预，因为他们试图在不采取以人为中心的做法的情况下"让事情平静下来"。

低活动性谵妄

处于这种状态的患者可能是被动的、抑郁的或无法交流的，他们昏昏欲睡，不活动，可能拒绝洗漱或穿衣，要求卧床休息，或外出时不与其他患者或工作人员接触。最大的风险是脱水和营养不良或闷闷不乐、沮丧。询问患者的亲属"你的妈妈、爸爸通常是这样的吗？"可能会有所启发。

混合型

以上两者的结合，可能因谵妄本身固有的清醒度和方向感的波动而变得复杂。

图 11.1 突出显示了谵妄的常见病因，该图摘自约克郡和亨伯临床网络的"思考谵妄"活动。

目前没有针对谵妄的既定治疗方法，所有护理都必须是支持性的或针对根本原因的。治疗隐匿性尿路感染对谵妄的病史没有影响，但可能有利于解决患者的疼痛、便秘或脱水（如果存在）。

谵妄患者在住院期间受到伤害的风险会明显增加，尤其是医疗相关感染（HCAI）和意外环境伤害（如跌倒）。安置谵妄患者的环境设施时必须以保证患者安全为目的——监测、评估和持续改善跌倒率、压疮率和医疗相关感染率。

向患者和亲属解释谵妄的诊断以及讨论康复或长期残疾的可能性是很重要的。例如，如果谵妄是由一种无法治愈的疾病引起的，如严重肺炎，那么在某些情况下，考虑姑息治疗可能比用氧气和静脉注射抗生素进行侵入性治疗更合适——不愉快的治疗可能会导致痛苦，可能无法耐受，而且对整体预后影响不大。

谵妄可能与精神病症状有关——例如幻视或幻听。在这些情况下，可能需要应用抗精神病药物，但建议向熟悉药物潜在危害和益处的专家寻求建议。

家庭的作用

在过去 10 年中，痴呆症患者及其家属在住院期间的治疗方式发生了巨变。直到最近，维多利亚时代的一些原则，如严格的探视时间和规定的洗漱、进餐和查房时间，导致一些人，特别是让患有痴呆症的人成为了这些要求的受害者。由于 Nicci Gerrard、Julia Jones 和其他人的坚定努力，现在英国所有的痴呆症病房的标准做法是允许开放式探视以及选择以人为中心的治疗方式，如内镜检查、放射治疗和外科手术。

许多医院已经认识到护理人员在患者住院期间提供护理的价值，并为护理人员提供停车退款和员工食堂折扣。在《卫报》网站上可以找到与 Gerrard 和 Jones 签约的"约翰运动"医院名单。

近年出台了为方便痴呆症患者而制定的建筑标准。由于国际上把痴呆症当作残疾，因此

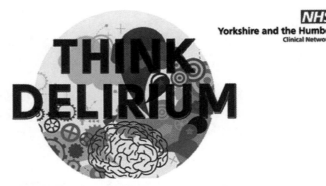

预防，怀疑，治疗

谵妄是可以预防和治疗的
记住谵妄的病因

TIME AND SPACE

T（Toilet）—厕所
I（Infection）—感染
M（Medication）—药物
E（Electrolytes）—电解质

A（Anxiety/Depression）—焦虑/抑郁
N（Nutrition/Hydration）—营养/水分
D（Disorientation）—定向障碍

S（Sleep）—睡眠
P（Pain）—疼痛
A（Alcohol/Drugs）—酒精/毒品
C（Constipation）—便秘
E（Environment）—环境

经常评估如厕需求。监测尿潴留，尽可
能避免使用导尿管
治疗和监测任何潜在感染（如果存在）
评估药物
检查电解质紊乱（尤其是 Na+ 和 Ca2+）
评估和治疗焦虑和抑郁

充分注意营养和水分
注意定向障碍，尽可能确定方向
尽量减少睡眠障碍
识别并治疗疼痛
注意戒酒/戒毒
预防并在必要时治疗便秘

请记住，环境变化会使谵妄更严重。在可能的情况下，
避免护理场所人员频繁往来。

图 11.1　谵妄的病因

必须配套相关法律和保障措施，并对环境进行适当调整：照明、标牌和对比色，这些都是这一新运动的一部分，这不仅对痴呆症患者，也对来访者和工作人员都有显著的积极影响。

（要深入了解英国的医院以及 1960 年代痴呆症患者的治疗方式，请参阅医疗改革领军人物 Barbara Robb 所著的《无所有》（*Sans Everything*）一书。患者体验视频可用搜索词"Ward F:13"。）

急诊中心的护理

如果要提供满足患者需求的护理，对于医疗和社会护理人员来说，了解一个人不仅仅是了解病史中列出的一系列体征和症状，这一点至关重要。

对于住院的痴呆症患者，在此期间需要被反复提到一个基本概念是承认他们的人格，参见第 7 章。这个术语最早由汤姆·基特伍德（Tom Kitwood）在 20 世纪 80 年代描述，强调个人人格对他们的中心地位，考虑到他们的个性、过去的经历、情感和喜好，所有这些都在痴呆症患病期间得以保留。患者往往无法讲述他们过去的经历，他们最喜欢的食物和音乐，什么使他们放松，什么会引起焦虑；可能会遗忘家人的名字，把兄弟姐妹误认为父母，日常生活脱节。通过提供以人为中心的护理，护理人员和亲戚朋友能够更好地了解这个人，可以更深入地探索在危机时期什么是照顾别人最好的方式。核心是强化人格意识。

"这就是我"最早是由阿尔茨海默病协会设计的常用工具，现在在英国各大医院中作为标准实践来使用，并被视为痴呆症住院患者护理计划的重要组成部分。这个护理计划可以成为建立并拓展人际关系的工具，让谵妄和普通痴呆症患者都能获益。

痴呆症的神经精神症状和以人为中心的护理

这一理念的核心是理解，由于患上痴呆症，患者很难适应不断变化的环境——在这种情况下，作为医生、护士、治疗师和社会工作者，我们有责任调整自己的行为，灵活地解释行动，激发想象力和创造力。如果可以，请应用"这就是我"文档中提到的一些指导原则。

过去，对于有挑衅行为的痴呆症患者，常规和经常不恰当地使用抗精神病药物（尤其是被护理人员要求使用）是导致身体伤害的主要原因，与跌倒、髋部骨折、心脏病发作和脑卒中的发病率增加有关，超过了不能满足个人需求造成的伤害。而现在我们开始考虑以人为中心的策略，而不是开可能有害的药物。事实上，这种行为往往有明确的前因，认识到它们有助于避免错误升级（参见第 8 章）。

例如，髋部骨折患者出现尿潴留并不少见。通常，尿潴留的发生是因为患者疼痛或在医院的床位上固定太久。对于一个没有痴呆症的人来说，请人帮助如厕很容易。如果这种能力或对不适原因的洞察因痴呆症而无法阐明或识别，那么由此产生的潜在行为改变可能会被认为是"暴力和攻击性"行为，患者会接受镇静治疗，而不是考虑在如厕或间歇导尿时给予支持。

另一个例子是"日落综合征"——对于某些人来说，从白天到黑夜的过渡加剧了痛苦或焦虑的发作。而疲劳或精疲力竭又会加剧这种情况，这在急诊护理中尤为常见。通常在这种情况下，住院医生会被叫来帮助治疗痛苦发作的患者，平静的话语、提供一杯茶或播放音乐可以打断痛苦。

在其他时候，如果间接或以人为中心的策略没有帮助，偶尔需要使用药物（参见第 8 章）。在极端情况下，当病情恶化到对患者自己或他人有造成伤害的潜在风险时，需要执行《心理健康法》（参见第 14 章）。

痴呆症与年轻人

被诊断为痴呆症的人中大约 5% 其年龄在 65 岁以下——被称为青年痴呆症。考虑到这种情况的罕见性（尽管数字不大），临床工作人员对如何更好地为这类痴呆患者提供护理了解较少，这些患者可能有小孩，或者正在平衡职业需求与疾病挑战。

所有这些都让住院的青年痴呆症患者面临更严峻的挑战。那些在非医学领域的工作者应该意识到潜在的并发症和导致恶化的因素。如眼科医生应该考虑对眼疾和青光眼的患者使用抗胆碱能眼药水；或者做心脏手术或其他普通手术的风险必须与全身麻醉及术后谵妄的风险进行权衡。

生命末期护理

2017 年，痴呆症成为英国女性的主要死因，男性的第二大死因（仅次于脑血管疾病）。重要的是要意识到痴呆症患者身体恶化的必然性，并讨论和接受患者及护理人员关于强化治疗或症状缓解的愿望。

有时亲属对预后的了解很少（有时比专业人士更了解），因此花时间解释病情恶化的过程有助于避免不必要的、有潜在危害甚至有损人格的治疗。明确共同的观点有助于面对复杂的护理决择。第 13 章讨论了治疗、调查、营养或水合作用的益处与风险，以及其他生命末期问题。

总结

在治疗中实行以人为中心的护理，坚持体贴、系统和多学科护理等原则，可以让痴呆症患者的急病住院治疗疗效较好，患者平安无事。

我们不能忘记我们的意图。我们需要意识到，预防伤害发生的同时，不能影响痴呆症患者接受治疗。同样，在社区工作的专业人员需要通过与二级保健医护人员讨论来确定住院是否为最佳方案。

所有工作人员的职责是全面了解痴呆症患者本身的潜在优势，以确保提供特殊的护理和支持。

深度阅读

1. Banerjee S. The use of antipsychotic medication for people with dementia – Time for action. http://psychrights.org/Research/Digest/NLPs/Bane rjeeReportOnGeriatricNeurolepticUse.pdf.

2. Genova L. Still Alice, Reissue Edition. Simon & Schuster, 16 Aug. 2012.

3. Gerard N. What Dementia Teaches Us About Love. Allen Lane, part of Penguin Random House, 4 April 2019.

4. Mitchell W. Somebody I Used to Know, 2nd Impression Edition, Bloomsbury Publishing, 1 Feb. 2018.

5. NICE Guidelines. Delirium: prevention, diagnosis and management. https:// www.nice.org.uk/guidance/cg103.

6. Powick Hospital – World in Action. Links: https://www.youtube.com/ watch?v=UzjeBaBFWqw https://www. youtube.com/watch?v=ZJU4X60ce30.

7. Robb B. Sans Everything, First Edition. Nelson, 1967.

8. Yorkshire and Humber Clinical Network for Dementia and Older Peoples' Mental Health. www.yhscn.nhs.uk/mental-health-clinic/ Dementia.php.

第12章 | 痴呆症与法律

Felicity A. Richards[1] *and Jelena Jankovic*[2]

[1] Dorset Health Care NHS Foundation Trust, Dorset, UK
[2] Birmingham and Solihull Mental Health Foundation Trust, Birmingham, UK

概述

· 痴呆症并不等同缺乏决策能力。

· 2005年出台的《心理能力法案（MCA）》为缺乏身体和心理健康决策能力者的治疗提供了许多方面的支持。

· 对一个人能力的评估必须以在需要做出具体决策时的能力为基础，而不是以做出一般决策的能力为基础。

· 特定决策的能力评估应由最适合进行该评估的专业人士——"决策者"——完成。

· 预先护理计划应在痴呆症的早期阶段计划，有助于保证患者的自主权和决定权。

引言

　　痴呆症患者最担心的是，如果他们失去了做决策的能力，就会失去对生活的控制。痴呆症并不意味着一个人缺乏决策能力。现在的重点是在早期诊断痴呆症，通常是在痴呆症患者可以预先计划护理、提名决策代理人并保证自主权和决策权的时候。未来的规划也可以考虑到决策代理人，并为他们提供信息。作为痴呆症患者的家人或护理人员，为一个失去能力的人做决策可能是复杂的，有时甚至是困难的，而且可能会对情绪造成重大的伤害。在这种情况下，与医护人员共同做出决策可以减轻这种负担。

　　事实上，医护人员不仅鼓励和指导痴呆证患者规划未来，还要评估患者的决策能力并参与代理决策。医学总会（General Medical Council）希望所有医生都能评估一个人的工作能力。与痴呆症患者相关的决策通常涉及平衡潜在或实际风险与一个人的自主性，应该始终以患者的最大利益为出发点，同时考虑以前的愿望（如果知道）。

　　本章涵盖有关《心智能力法案（Mental Capacity Act）》《心理健康法案（Mental Health Act）》和《剥夺自由保障措施（DoLS）》（将被《自由保护保障措施》取代），并涵盖了预先护理计划（ACP）和痴呆症患者面临的一些常见道德困境。

立法

1. 心智能力法案，2005 年（MCA，2005）。
2. 心理健康法案，1983 年（MHA，2007）。
3. 剥夺自由保障措施（DoLS）。

心智能力法案（2005年）

心智能力是做出决策的能力。2005 年颁布的《心智能力法案》（英格兰和威尔士）和 2000 年颁布的《无行为能力成年人法》（苏格兰）为评估能力和代表缺乏心智能力者做出决策提供了法律框架。如框 12.1 所述，2005 年颁布的《心智能力法案》的法定原则旨在保护缺乏心智能力的人，并在可能的情况下帮助他们参与决策。

框 12.1　**2005 年《心智能力法案》的五项法定原则**
- 评估心智能力，除非确定个人缺乏能力。
- 为帮助个人做出决策而采取的所有可行步骤。
- 个人有权做出不明智的决策。
- 代表缺乏能力的个人做出的行为 / 决策必须满足被代理人的最大利益。
- 应探讨限制最小的选择。

评估心智能力

每个医护人员都应该能够评估个人在特定问题上的决策能力。通过两阶段能力测试进行评估，然后评估个人做出特定决策的能力，如框 12.2 所述。

根据《心智能力法案》，一个人在下列情况下被视为缺乏行为能力：

有影响心智或大脑工作方式的损伤或障碍（例如残疾、病症或创伤），并且损伤或障碍意味着无法在需要做决策时做出具体的决策。

框 12.2　**两阶段能力测试**
- 是否有心智或大脑损伤，或者存在某种影响心智或大脑工作的障碍（暂时或永久）？
- 如果是，这种损伤或障碍是否意味着无法在需要做决策时做出相关决策？

评估做出特定决策的能力
- 是否对需要做出的决策以及做出该决策的必要性有大致的了解？
- 是否对做出或不做出此决策的可能后果有大致的了解？
- 是否能够理解、保留、使用和权衡与此决策相关的信息？
- 能否传达决策？

要点

- 对个人能力的评估必须以在需要时做出特定决策的能力为基础，而不是以做出一般决策的能力为基础。
- 特定决策能力的评估应由最适合进行评估的专业人士"决策者"——送患者到医院的救护人员、评估安置决策的社会工作者或决定治疗的医生完成。
- 如果决策更为复杂，则其他医疗和社会护理专业人员以及家人或护理人员的参与是重要的考虑因素。

《心理健康法案》与《心智能力法案》之间的关系

在某些情况下，医护人员可能需要考虑使用 2007 年颁布的《心理健康法案》来扣留和治疗缺乏同意治疗能力的痴呆症患者，而不是使用 2005 年颁布的《心智能力法案》。

如果痴呆症患者表现出难以在社区中管控的严重行为，则可能会出现这种需求。根据《心理健康法案》，住院只是为了个人的健康和安全，或为了其他精神障碍患者的安全，并且已经尝试了所有其他限制较少的选择。必须强调的是，痴呆症的护理服务应尽可能以社区为基础。住院患者增加了痴呆症患者的发病率、死亡率和住院风险。

这些决策往往很复杂，在判例越来越多的情况下，决定采用哪种框架的指导方针也在不断演变。二级精神卫生服务的参与也是必要的。

《剥夺自由保障措施》（DoLS）

《剥夺自由保障措施》为缺乏决策能力的个人提供独立的评估流程，因此，为了在安全的环境中提供护理，可能需要为保证患者的最大利益而剥夺他们的自由。通过提供法院保护（CoP）以及家人或指定的决策代理人（IMHA）质疑剥夺的权利是《剥夺自由保障措施》的一部分。

《剥夺自由保障措施》是因 2005 年的《心智能力法案》而制定的，并于 2009 年 4 月 1 日正式生效。

使用《剥夺自由保障措施》的常见情况包括疗养院和医院病房。如果缺乏心智能力的患者有被剥夺自由的危险，或被剥夺自由，疗养院或医院经理有义务向其监督机构（当地卫生委员会）申请剥夺其自由的授权。

最高法院在 2014 年 3 月对 Cheshire West 案的判决澄清了对什么构成剥夺自由的"决定性考验"。这包括两个问题：

1. 患者是否受到持续的监督和控制？

2. 患者可以自由离开他们所在的护理环境吗？也就是说，如果一个人想要离开，而不是感觉要离开，引起的反应会是什么。

2018 年 7 月，政府发布了《心智能力法案》（修订），该法案于 2019 年 5 月正式通过。《剥夺自由保障措施》被《自由保护措施》（Liberty Protection Safeguards）取代。在《自由保护措施》下，将有一个简化的程序来授权剥夺自由。

为未来做出决策：预先护理计划（ACP）

早期诊断为许多痴呆症患者提供了机会，让他们能够在心智能力受损前更有效地做计划。这些决策可能围绕着健康和财务（参见框 12.3）。英国国家医疗服务系统（NHS England）的出版物《我的未来愿望——所有护理环境中痴呆症患者的预先护理计划》（2018）中详细介绍了预先护理计划。该文件明确概述了预先护理计划对每个痴呆症患者的重要性，书中指出：预先护理计划根据患者意愿和偏好制订，为以人为中心的生命终期护理提供了基础。计划中会记录患者的意愿和偏好，当患者失智时，该计划用于指导患者的护理，为家庭和护理人员提供重要支持，并持续提供加强患者对其治疗和护理需求／偏好的选择和控制的机会。

框 12.3　预先护理计划和代理决策人的任命

健康决策：在丧失心智能力之前预先制订护理计划并指定代理人

- 预先声明
- 预先决定拒绝治疗的情况
- 个人福利和健康的长期授权书（lasting power of attorney，LPA）

财务决策：在丧失心智能力之前指定代理决策人

- 财产和财务的长期授权书
- 2007 年 10 月之前的持久授权书（enduring power of attorney），由 LPA 代替

护理计划：针对那些缺乏决策能力且未提名健康和福利、财产和财务代理人的患者

- 申请法院保护
- 分配独立的代理人（IMCA）

健康决策

预先声明（Advance Statements）

预先声明是预先护理计划的一个重要方面。预先声明是一个广义的术语，用于描述对未来治疗的一系列愿望，包括治疗偏好和拒绝治疗的情况、家庭或个人生活中重要的偏好以及选择代理决策人（参见框 12.4）。

拒绝治疗的预先决定（Advance Decision to Refuse Treatment）

拒绝治疗的预先决定通常包含在痴呆症患者更广泛的提前声明中。如果在一个人有心智能力的时候做出这样的决定，并且该决定适用于限定情况，则拒绝治疗的预先决定具有法律约束力。对于拒绝维持生命的治疗声明，必须为书面形式、有患者签名且有见证人，声明中写明即使生命处于危险之中也适用。

框 12.4　预先声明中涵盖的内容

医疗说明
- 药物偏好和拒绝使用（以及原因），包括对电休克疗法的拒绝或认可
- 拒绝治疗的预先决定（ADRT），通常包含在预先声明中
- 缓解危机的首选方法
- 对入院反应的描述
- 医院选择的偏好
- 指定代理决策人 / 长期授权书

有关个人护理的说明
- 入院时财务、家属或宠物处置
- 住院期间拒绝探视的人
- 饮食偏好
- 辅助装置（例如假牙）

个人福利和健康的长期授权书（LPA）

有心智能力的患者可以填写一份长期授权书（LPA），在丧失心智能力时指定一名律师代理决策。长期授权书适用于处理患者的财产和财务，以及个人福利和健康问题。

个人福利和健康长期授权书赋予律师就个人健康和个人福利的任何方面做出决定的权力，包括在哪里护理，以及患者将接受何种类型的护理。授权书不授权同意或拒绝维持生命的治疗，除非授权书对此有明确规定（《心智能力法案》，2005 年）。

在长期授权书授予律师拒绝治疗权，会使患者在长期授权书生成之前所做的任何拒绝治疗的预先决定失效。律师不能同意或拒绝对根据《心理健康法案》扣留的患者进行精神障碍治疗。

LPA 只能在公共监护人办公室（office of the public guardian）注册后使用。律师必须始终以维护患者的最大利益为原则来行事，并在合适的情况下考虑到患者的愿望和选择。生命末期决策是预先护理计划的一部分，可以包含在预先声明和长期授权书中，如第 13 章所述。

财务决策

财产和财务的长期授权书

2007 年 10 月，财务长期授权书（EPA）被财产和财务的长期授权书（lasting power of attorney）所取代。但 EPA 仍然有效，无论它是否已在保护法院注册，只要授权书的授权人和律师在 2007 年 10 月 1 日之前签署文件。EPA 可以在一个人仅具有财务决策的心智能力时应用，前提是个人能够同意授权。一旦患者被评估为缺乏财务方面的能力，EPA 就必须在公共监护办公室注册。律师可以将资金用于维持患者的基本生活（购买食品和支付账单），而在 EPA 注册过程中，不能进行更大的财务交易。

法院或代理人

对于那些没有能力指定代理人的患者，代理人可以向法院提出申请。法院可以决定一个人是否有能力为自己做出决定，并可以任命代理人。如果没有人可以成为代理人，则法院有权代表患者做出决定。

律师（长期授权书）和代理人（法院）都必须以患者的最大利益行事，并且向法院负责。如果不这样做，可能意味着虐待，如身体或财务虐待，或两者兼而有之，而法院可以罢免未能履行职责的代理人或律师。

决策困难

有时并不清楚痴呆症患者是否有能力做出特定的决策。如果被评估为有能力，患者将可以自由做出选择，即使这看起来不明智或确实有风险。然而，如果认为缺乏能力，其他人将为患者做出决策。虽然代理人是为了个人的最大利益，但可能违背患者先前的意愿。因此，缺乏心智能力的痴呆症患者的护理决策往往更复杂，需要平衡风险与患者的自主性和先前的愿望。如果能力评估的结果不明确，可向法院申请。如果律师不同意所提议的治疗计划（或限制）或约束水平（《剥夺自由保障措施》），或者患者反对代理人做出的决定，如进入护理机构，这时需要向法院提出申请。

治疗缺乏心智能力的患者

指导对缺乏心智能力的患者做出治疗，是 2005 年《心智能力法案》的根本目的。这要求医护人员确定患者的信念、价值观和心愿，这些信念、价值观和心愿可能影响重要的治疗决策。正如 2005 年《心智能力法案》中所强调的，在做出决策时与家人（或照顾者、提出意见者）的接触非常重要，可以影响治疗决策。审查预先护理计划，包括预先声明、拒绝治疗的预先决定和确定律师（代理人）是此过程的一部分。框 12.5 概述了治疗缺乏能力的人应采取的步骤。

框 12.5   治疗缺乏行为能力患者应采取的步骤

· 探索患者治疗的意愿（包括预先声明和拒绝治疗的预先决定）。
· 确定有哪些代理人（个人福利 / 健康的长期授权书或法院）。
· 为缺乏决策能力的人提供独立帮助（任命独立的心智能力代理人），参见后续文字。
· 基于最大利益决策制订治疗计划（包括隐秘给药），参见后续文字。
· 必要时法院介入。

独立的心智能力代理人（IMCA）服务

如果没有其他人支持缺乏心智能力的患者，将指定独立的心智能力代理人在决策时代表患者，为患者提供独立的保障。包括严重疾病的治疗、安置或住宿问题、护理审查和成人保护。独立的心智能力代理人可以访问健康和社会护理记录。在得出结论前，必须考虑独立的心智能力代理人获得的信息。

隐秘给药

根据 2005 年《心智能力法案》的规定，如果痴呆症患者缺乏治疗有关的决策能力，并且认为需要药物来挽救患者的生命或防止其健康恶化，则可以在以下情况下给予隐秘给药：

1. 这样做对患者最有利。

2. 不符合拒绝治疗预先声明的情况。

3. 这是服药的唯一方法。

医生有责任评估心智能力。在患者的护理计划中，最好是在家人或护理人员或代理人和其他参与护理的专业医疗人员（医生、药剂师）充分探讨之后，并将其明确记录为符合患者"最大利益"的决策。在所有可用的选项中，给药方式应采用限制最小的形式。应围绕药物做记录，给药方法不应影响药物疗效。第 5 章更详细地介绍了隐秘给药治疗。更多信息请参阅英国国家临床医学研究所的《护理院药物管理》（2015 年 3 月出版）。

痴呆症、驾驶与法律

痴呆症确诊后并不立刻禁止患者驾驶车辆。然而，随着痴呆症逐渐严重，患者最终会丧失安全驾驶的能力。一旦个人患了痴呆症，医生在法律上有义务将诊断结果告知驾驶员、车辆牌照管理局和保险公司。不这样做可能会使患者的保单失效以及车辆牌照管理局的罚款。然后，驾驶员和车辆牌照管理局将要求患者的全科医生或精神病医生提供一份实际情况报告，以确认诊断并询问有关药物的简单问题，以及痴呆症对决策和判断的影响。通常会进行年度审查。

重要的是，认知评估本身并不能确定一个人是否可以安全驾驶。如果存在不确定性，应考虑进行车内驾驶评估。

患有痴呆症的驾驶人在发病后 3 年内的交通事故率很低。而吊销驾照的后果很严重，包括逐渐远离朋友和家人（尤其是在农村生活的患者），难以进入商店或日托中心，这也是进入养老院的一个独立因素（Breen，2007 年）。

驾驶和患者保密：英国医学总会（GMC）明确规定，在法律上驾驶员有义务告知车辆牌照管理局可能影响其驾驶安全或治疗的情况，因此医生需要提醒患者他们自身所患疾病及治疗方案，并提醒他们有义务告知相应机构。如果患者不适合驾驶但继续这样做，医生可以出于维护公共利益的考虑，在未经驾驶员和车辆牌照局同意的情况下披露相关信息。

结论

痴呆症的早期诊断使患者能够为自己的未来做计划。即便其他人不得不代表他们做出决定，也会让个人的愿望和意见能够得到认真对待。针对更严重的痴呆症的决策通常需要平衡患者的自主性和潜在的风险。代表一个缺乏心智能力的人做决定可能既复杂又困难，可能需要专业的医疗人员和社会保健系统的参与，但保证患者的最大利益应该是所有决策的核心。

情景

1. 爱丽丝，一位 84 岁的女士，被诊断为中度阿尔茨海默病，她摔倒后发生髋部骨折。如果不在医院进行适当的治疗，爱丽丝可能会死亡。但爱丽丝拒绝进入医院，还殴打护理人员，只要她不同意，护理人员就不能将她送上救护车。她没有指定代理人，也没有做预先声明。

问题

    * 能力评估。爱丽丝对于危及生命的伤害的治疗缺乏决策能力。所有医疗保健专业人员都可以评估患者的心智能力。这时把她从家送到医院接受治疗的决策者是护理人员。把爱丽丝送到医院以防止病情进一步恶化或死亡对她最有利。如果爱丽丝被留在家里而没有得到治疗，这可能会被视为疏忽大意，并有可能被判监禁。重要的是，《心智能力法案》会为这一决定提供保护，支持护理人员将爱丽丝送往医院，即使她的自由临时受到限制。

2. 比尔，76 岁，患有轻度血管性痴呆。他独自生活，有时会忽视自我，体重减轻，还有用药依从性方面的问题。他服用 6 种药物，每个月都会买很多盒。在过去 3 个月内，他两次在地板上摔倒。他认为自己有能力根据情况做出决定，并愿意接受更多的照顾。他的愿望是和他的狗呆在家里。他的儿子和女儿给比尔的家庭医生打电话，紧急要求比尔搬进一处住宅，因为根据长期授权书，他们是他的代理人，负责他的福利和健康。

问题

    * 独自在家居住能力的评估以及同意分享其医疗状况信息的能力。比尔仍然有能力根据心愿决定住在哪里，以及与家人分享关于他的医疗健康状况的信息。医护人员需要尊重比尔的选择。在这种情况下，需要根据 2005 年的《心智能力法案》通知家属，比尔仍然能够做出看似不明智甚至可能有风险的决定。

    * 可以进一步探索允许比尔住在家里并降低发生潜在风险的干预措施，包括药物审查以减少多重用药、为他的药片配备 Nomad 系统（根据用药品种和剂量预包装）、护理包、职业治疗师进行家庭风险评估以及跌倒后去诊所治疗。

    * 即使家人有健康和福利方面的长期授权书，比尔仍然有能力在不需要代理人的情况下就上述方面做出决定，因此他的决定在家人的考虑之上。

3. 全科医生接到当地养老院的电话，说一名痴呆症患者"疯了"，需要立即搬出去。患者行为发生很大的变化，会向工作人员发起攻击，对不存在的刺激做出反应，而且不睡觉。

问题

    * 精神状态的快速变化意味着精神错乱，需要紧急的医学评估和治疗。

    * 关于最佳治疗地点的决定。两种选择是在疗养院或医院病房，而不是精神病评估诊室。通常，熟悉的环境是最好的，而且受到的限制也最小。如果必要，疗养院有责任增加工作人员，并且至少需要提前 28 天通知。

    * 在这种情况下，需要根据 2005 年的《心智能力法案》做出处置：隐秘给药对患者最有利。

4. 贝蒂，一位 64 岁的女士，诊断患有额颞叶痴呆症（行为变异），她逐渐做出越来越不明智的决定，包括在财务和个人生活上。她儿子让她把房产签在他的名下，她的家庭医生认为贝蒂在财务和财产方面缺乏决策能力。她的儿子要求签署法院（COP3）的表格，指定他为代理人。你会怎么做？

问题

    * 考虑到财产的脆弱性。对任何形式的滥用都必须考虑保障程序。

    * 关于完成长期授权书或保护申请，必须尽可能确定代理人或律师，维护患者的最大利益。医护人员可以拒绝签署 LPA/COP3 表格。如有任何问题，可书面通知公共监护人办公室。

深度阅读

1. Breen D A et al. Driving and dementia. BMJ, 2007, 334:1365.

2. General Medical Council, Confidentiality: Patients' fitness to drive and reporting concerns to the DVLA or DVA. www.gmc-uk.org.

3. Mental Capacity Act 2005 Code of Practice. www.justice.gov.uk/protecting- the-vulnerable/mental-capacity-act.

4. Mental Health Act 2007 Code of Practice. www.nmhdu.org.uk/silo/files/ mental-health-act-2007-new-roles.pdf.

5. NHS England's Publication, 'My Future Wishes – Advance Care Planning for People with Dementia in All Care Settings, 2018.

6. NICE Medicines Management in Care Homes. March 2015. www.nice. org.uk.

7. SCIE. https://www.scie.org.uk/mca/dols.

致谢

感谢 Lucinda Richards 博士参与本章的编写工作。

第13章 | 痴呆症的生命终期护理

Saskie Dorman[1] *and Andy Brogan*[2]
[1] Forest Holme Hospice, Poole, Dorset, UK
[2] Easier Inc.

概述
- 1/3 的成年人在死前会患痴呆症。
- 规划生与死是痴呆症护理的基础。
- 与痴呆症患者及其家人、护理人员合作，使我们能够理解对患者来说什么更重要，以及临近生命终点时，患者可以做什么。
- 了解生命终期的指标有助于获得安慰、支持和适当的姑息治疗，从而平静地走向死亡。

引言

痴呆症患者直到生命尽头都在追求更好的生活质量。本章探讨如何让痴呆症患者舒适而有尊严并以他们中意的方式死去。与所有痴呆症护理一样，这也意味着与家人和护理人员一起完成。需要他们做出重要的决定，直到死亡，尽可能提供一切舒适而熟悉的服务。而家人也会经历自己失落的情感之旅。

1/3 的成年人在死亡时已诊断为痴呆症。对一些人来说，这将是死亡的主要原因。而对其他人，生命终结还有其他原因，但是痴呆症可能会让选择或表达不适更加困难。

可能有一些特定的临床问题需要做技巧性地处理。识别和治疗痴呆症的疼痛就是一个例子，喂食和饮水也是一个例子。其他的困难可能是面临道德问题，也可能与服务的工作方式有关。例如，与家人密切合作时可能会在保密方面与医疗保健实践相悖。急性感染在临终时非常常见，决定是否治疗或住院可能与帮助延长生命的医学理念相冲突，或者担心这会被视为疏忽。

为了确保每个人都能尽可能平稳度过人生这一阶段，我们需要怎么办？我们建议具备以下 6 种核心能力：

生命终期护理和支持的6种核心能力

能力 1：
我们意识到自己的生命只剩短短几个月。

能力 2：

我们都明白彼此真正在意的是什么，并共同关注这个问题。

能力 3：

我们互相支持，互相独立，尽可能共享快乐。

能力 4：

我们预测生命结束会发生什么，在合适的时机表达心愿，这样就能在生病时得到想要的支持。

能力 5：

我们舒适生活，哪怕生命只剩最后几天。

能力 6：

那些与我们亲近的人会感受到关怀，即使在患者死后。

这 6 种核心能力可以作为日常生活培育的重点。它们是相互关联和协同的杠杆作用点。它们发人深思，让我们能够回顾目前的系统在何种程度上支持痴呆症患者及其家人。

这 6 种核心能力宛如一个"棱镜"，透过它们，能够看到一些模式。是什么阻碍了这些能力的发展？我们能做些什么才能展现出这些能力？

能力 1：

我们意识到生命只剩短短几个月。

很难确定生命的终点何时来临，尤其是：

- 过着与世隔绝的生活，很少与朋友、家人或服务机构联系时。
- 只要我们一想到死亡和临终就会感到不自在，无法谈论生命的终结或下一步该做什么，就会躲避它。
- 如果我们专注于评估患者和诊断病情，可能会忽视他们需要帮助的时刻。
- 如果我们对死亡的指标缺乏了解，或者恶化发生得很突然。
- 如果我们专注于干预或治疗，而不是采取生命终期护理。
- 如果护理缺乏连续性，涉及很多工作人员。
- 如果面临压力，服务会以任务为中心。

我们可以让它更容易，如果：

- 我们想办法让谈论死亡和垂死的话题正常化，不要等到生命结束后才开始谈论这些话题。
- 积极规划生和死。
- 识别生命即将结束的迹象——例如，饮食困难（食欲不振、吞咽困难、体重减轻）、肺炎和发热、跌倒、疼痛和呼吸困难，这些症状在最后3个月的发生率会有所增加（Mitchell，2009年；参见框13.1）。
- 我们培养技能和信心，只为帮助那些不知道何时就会死亡的人。
- 我们为临近生命尽头的人、他们的家人和照顾他们的人制定了明确的支持策略。
- 我们专注于理解人和他们的故事以及他们与他人的关系，以便诊断和照顾。
- 我们鼓励连续工作（不建议多次转诊，不停地换治疗团队或医生）。
- 我们建立社区内的联系。

框 13.1　**病例示例：识别生命的最后阶段**

玛丽

　　玛丽是一位退休的小学教师，虔诚信奉天主教，喜欢唱歌，每天做填字游戏。她极为重视她的家人和她每天在教堂见到的朋友。

　　她诊断为阿尔茨海默病。丈夫去世后，她身体不适，无法留在家中，搬进了疗养院。

最后的几个月

　　在她生命的最后几个月，她食欲缺乏，体重减轻。她经常在疗养院里走来走去，有家人和工作人员的照顾，享受音乐和亲戚朋友的来访，并积极参与集体活动。

最后几周

　　她很虚弱，跌倒后身体不适，发热，有点糊涂。为治疗尿路感染，她在当地医院接受了静脉注射和抗生素治疗，然后便退热了。

　　几天后，她回到疗养院卧床休息。她的家人来看她，她状态不错。她能说话，但似乎认不出她的孩子了。

最后几天

　　她仍然感觉很好，但越来越困，有时甚至失去知觉。她也不能说话和吞咽。

　　神父来访并为患者举行圣礼。

最后几小时

　　她看起来很自在，深度昏迷。她的呼吸模式发生了变化，深呼吸变得更浅，呼吸之间有停顿，呈周期性。她的皮肤逐渐冰冷苍白。

　　她在家人的陪伴下平静地死去。

能力 2：

我们都明白彼此真正在意的是什么，并共同关注这个问题。

　　如果想更好地帮助他们，了解他们的背景至关重要。在一项研究中，家人认为他们的亲属被当作"痴呆症患者"而不是"某个人"，这可能导致工作人员采取"常规痴呆症护理方法"——提供标准化而不是个性化的护理。应将每个人都看作有个性的人，关键是要带着尊重、体面、同情和善良（Davies，2017 年），这也是守护以人为中心这一原则的基本方法。带着同理心和不加判断地倾听是其核心。与在诊所或医院病房里见面相比，在患者家里可以更深入地了解他们在意的人和事。

　　在以下情况下可能会更难理解患者真正在意的东西：

- 我们受过培训，成为评估、诊断、治疗和处方方面的专家，在时间短或缺乏信心的情况下可能会自然而然地回归到我们擅长的工作领域。
- 当患者需要别人去了解他们在意的事、他们的感受、可能存在的紧张，以及那些临终遗事，我们比较倾向聚焦于具体的"任务"（评估、诊断、提供服务等）。
- 我们不断记录并对患者负责，积极关注患者的身体情况和发作时的症状。
- 深入理解是一个过程，而评估（通常）是一个活动。安排活动显然更容易。
- 不清楚谁应该在谈论患者真正在意的事时起引导作用。

　　我们可以让它更容易，如果：

- 培训员工有关生命终期护理对话的技能，增加他们的信心。
- 和患者谈论那些重要的事时达成清晰、一致的看法。
- 这些真正重要的事也包括丧亲之痛。

- 我们更喜欢分享信息而不是保密。
- 我们将自己的角色重新定义为"知情选择的促进者"——不再强调评估患者等任务，而是提高理解力和应变能力等。

本书前面提到已经提到一些工具，以帮助理解痴呆症患者及其生活，如阿尔茨海默病协会的"这就是我（This is me）"表格和"一页简介（One page profiles）"。

> 奥利弗·詹姆斯（Oliver James）在《让痴呆症患者满意》（*Contented Dementia*）一书中提出的方法：
> - 不要向痴呆症患者提问
> - 不要反驳对方
> - 学会爱上重复
> - 尽管存在争议，但许多痴呆症患者的家人和护理人员发现使用这种方法改善了他们的体验，带来了更大的幸福感，同时患者服药更少了。

> 知道什么会让患者微笑，
> 如果你不知道什么会让患者难过，
> 如果你不知道什么让患者感到安全，
> 或害怕，
> 那么你就不能真正说你在关心他们。
>
> 我希望你能去做。
>
> ——汤米·怀特劳（Tommy Whitelaw）

能力 3：
我们互相支持，互相独立，尽可能共享快乐。

> "生活的地方，爱的人，有意义的事情。"
>
> ——科马克·罗素（Cormac Russell）谈幸福

每个人都有长处和天赋。但人们很难关注到痴呆症的长处和天赋，这就需要专业人士去寻找，这非常重要。很多时候，患者可能会被简化为他们的诊断或一系列要解决或管理的问题。

在以下情况下更难帮助人们拥有更好的生活质量：
- 我们不明白什么是对他们及其周围的人真正重要的事，什么会给他们带来快乐。
- 很多时候我们并不知道人们可以为自己做什么，也不知道他们的家人和社区能提供什么。
- 我们倾向于采用标准的服务和干预措施，而不是通过家庭和社区来找到他们自己的优势和应对方式。
- 由于时间紧迫，我们倾向于将"安全"置于个人或家人的知情选择之上。

我们可以通过以下方式更轻松地帮助他们：
- 了解他们及其周围的人有哪些真正重要的事情。

- 围绕建立联系、促进社区发展、支持患者及家人了解和发展自己的优势来重新定义我们的角色。
- 区分"安全"和"保护"。

"我们可以通过寻找和发现人们的天赋和长处来抵消这种倾向：关注人本身和他们的长处，而不是错误。个体价值可以撕掉痴呆症的标签，找到痴呆症患者的天赋、技能和激情，并积极参与团体活动，找到能接受并分享他们自己天赋的地方和人。"（科马克•罗素）

持续的社会参与和联系是家人的关键主题之一（Holdsworth，2015 年；Fleming，2015 年）。一些社区在养老院的基础上设有托儿所，使老年人和幼儿能够相互交流——这对双方都有帮助。例如苹果和蜂蜜托儿所集团（Apples and Honey nursery group）和南丁格尔护理院（Nightingale Hammerson）。

即便痴呆症患者再也认不出身边的人了，他们仍然可以享受音乐、唱歌、抚触、户外活动、与宠物共度时光。

"这取决于你如何定义灵性，我总是说你有你的认知，你有你的情感，然后是你的内心。那可能是香草园、音乐或宠物，也可能是你的信仰或以上一切。但我认为它确实更重要（接近生命的尽头），因为如果你回忆过去发生的事，你不能谈话，没有情感，不知道每个人都是谁，那么你就是真正的你，你可以有真实的自我。"（一位患有痴呆症的女性，引自 Fleming，2015 年）

"我和我爸爸一起做过的一件事是他以前每天晚上都四处走走，偶然有一天，猫困在他的房间里，第二天早上他没有起床，当我走进他的房间，看到猫和他一起蜷缩在床上。所以从那以后的 2 年里，每天晚上，我都把猫放在他床上。他死在了家里，猫在他身边。"（Fleming，2015 年）

能力 4：

我们预测生命结束会发生什么，在合适的时机表达心愿，这样就能在生病时得到想要的支持。

预测和提前计划对痴呆症患者及其家人和护理人员尤其重要，因为很可能随着疾病的进展，做出护理决策的能力可能会丧失。然而，提前计划是很困难的，尤其是在不清楚未来会怎样的情况下。

处于以下情况时，更难预测未来可能发生的情况：

- 人们不愿意接受患者即将死去的事实。
- 准确想象未来很困难。
- 什么是最好每个人都有不同的看法。
- 倾向于优先考虑治疗，而较少关注死亡等。
- 我们并不总是知道人们未来可能会面临的情景，所以不要想当然地为他们做计划。
- 我们可能会担心因违反规范和程序而被追究责任，即使这些规范和程序更人道或和与更为关心的东西有冲突。
- 不清楚谁应该对决策负主要责任。

- 不清楚患者是否有能力做出符合自身"最大利益"的决策。
- 我们选择保密而不是分享信息，这会出错。
- 资金紧缺会耽误我们做真正重要的事。

我们可以通过以下方式让事情变得比较容易：

- 创造时间和空间让患者和家人建立信任。
- 积极帮助他们为已知和未知的事（"医学上的"和"社会上的"）制订计划。
- 主动与熟人或服务机构分享信息。
- 一些生活辅助设施不可自行使用，何时以及如何应用需要专业人士指导。
- 人们可以自由使用供辅助诊断的量表。

治疗升级计划（treatment escalation plan）、预先护理计划（advance care plan）和拒绝治疗的预先决定（advance decisions to refuse treatment）等文件有助于了解患者的选择，为治疗和后期支持提供帮助。这些文件也有助于代理人为他们所爱的人做出发自内心的决策。事实上，Schaffer 等人（2009 年）发现，代理人对不良预后的理解程度，对并发症的预期，以及判断痴呆症患者需要住院、急诊、鼻饲或静脉／皮下注射液体等存在显著差异。

能力 5：

我们舒适生活，哪怕生命只剩最后几天。

维护尊严和身体的舒适很重要，尤其在生命即将结束时。

"是的，她备受尊重，得到了有尊严的对待。他们一直对妈妈非常温柔，知道她不说话……无论何时都保证她没事。"（女儿，引自 Davies，2017 年。参见深度阅读）

这与痛苦的大小便失禁患者形成对比：

"嗯，在医院里，他大小便失禁……他们从来没有带他去厕所……只是在他小便或大便后清理干净。"（妻子，失去亲人，引自 Davies，2017 年。参见深度阅读）

以下情况更难获得舒适感：

- 痴呆症患者很难用语言表达他们的感受。
- 舒适对不同的人来说可能意味着不同的事，对什么事优先安排可能会有不同的看法。
- 疾病快速进展可能会让患者难以适应。
- 如果有治疗方法，一般会倾向于使用，例如应用减轻疼痛和痛苦的药物。
- 药物的疗效可能缓慢。

当一个人患有痴呆症，疼痛和其他症状可能更难让人察觉，因为他们可能无法用语言表达或不喜欢交流。他们可能会以其他方式表现出疼痛，可能变得更加躁动、不安或变得孤僻。患者任何行为的改变都可能是疾病进展的迹象。

我们可以让它比较容易，如果：

- 我们花时间帮助患者及其家人逐步理解死亡过程并正确判断死亡时间。
- 站在患者和家人的角度安慰他们。
- 我们了解并使用一系列有助于减轻疼痛和其他痛苦的方法。

能力 6：

那些与我们亲近的人会感受到关怀，即使在患者死后。

帮助痴呆症的伴侣或亲戚是很有成就感的事，但也很有挑战性。团体或组织内的成员可以互相帮助。我们不能忘记，痴呆症患者会失去亲人。

玛丽的丈夫突然去世了。在他死后的几天里，她很难记住他已经死了，于是反复问他在哪里。每当有人告诉她他已经死了，她就变得痛苦不安。

平静地安慰自己为他守灵是美好的，回忆与前来陪伴她的朋友和家人共度的时光，有助于减轻她的烦躁。

在以下情况下，帮助与临终者关系密切的人可能会更加困难：

- 我们的主要护理责任与临终者有关，而与其关系密切的人无关。
- 我们常常在死亡和临终之后才意识到需要面对亲人去世的痛苦。
- 不清楚谁应该讨论死亡。

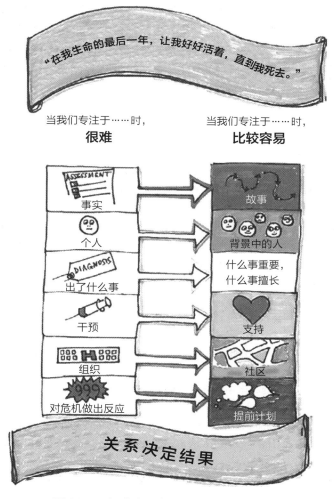

图 13.1　帮助痴呆症患者和家人面对死亡

我们可以让它比较容易，如果：

- 帮助患者和家人认真思考丧亲之痛，这对他们非常重要。
- 帮助社区形成富有同情心的氛围。
- 将我们的角色重新定义为帮助，而不是冷漠不管。

共同努力改进

要了解是什么让我们更难或更容易在生命终期为别人提供帮助，我们的挑战是要创造解决这些问题的工作方式，让重要的事情做起来更容易。

结论

良好的生命终期护理是执行以人为中心的护理原则的一个示例。如果我们不了解一个人，即使是在生命的最后时光，我们也无法让他活得舒服。生命的终结往往是一个家庭反思和道别的过程。为了发挥医生的作用，医疗保健专业人员可能需要忘记他们评估、治疗、延长生命和指导护理的临床习惯。医疗保健系统需要摒弃一心降低治疗风险、合规治疗、指定护理地点以及坚持错误的保密行为的观念，让家人的护理不再富有人情。提出临终计划这一话题需要勇气，痴呆症患者需要尽早开始准备。在患者生命的最后，用真正的同情心去关心他们是很困难的，但也是值得的。本章表明，良好的、富有同情心的护理使患者受益，也可以在家人在悼念亡人时留下美好的回忆。

深度阅读

1. Davies N. Family caregivers' conceptualisation of quality end-of-life care for people with dementia: A qualitative study. 2017. https://journals.sagepub. com/doi/pdf/10.1177/0269216316673552.

2. Fleming R. 'I want to feel at home': Establishing what aspects of environmental design are important to people with dementia nearing the end of life. 2015. https://bmcpalliatcare.biomedcentral.com/articles/10.1186/s12904-015-0026-y.

3. Holdsworth L. Bereaved carers' accounts of the end of life and the role of care providers in a 'good death': A qualitative study. 2015. https://journals. sagepub.com/doi/pdf/10.1177/0269216315584865.

4. Hospice UK, Hospice enabled dementia care. https://www.hospiceuk.org/ what-we-offer/clinical-and-care-support/ hospice-enabled-dementia-care.

5. James O. Contented Dementia, Trust: The Three Golden Rules. www.contenteddementiatrust.org/specal-method/ three-golden-rules/

6. James O. 'My mother was back: The lights were on.' https://www.theguardian. com/lifeandstyle/2008/aug/02/oliver. james.dementia.

7. Mitchell S. The Clinical Course of Advanced Dementia. 2009. https://www. nejm.org/doi/full/10.1056/ NEJMoa0902234.

8. National ambitions for palliative and end of life care. http://endoflifecare ambitions.org.uk.

9. Nurture development, Part 3: The importance of asking. 2017. https://www. nurturedevelopment.org/blog/abcd-approach/part-3-importance-asking/

10. This is Me. A support tool to enable person-centred care. https://www. alzheimers.org.uk/get-support/publications-factsheets/this-is-me.

第 14 章 | 其他环境中的痴呆症

Michelle Hughes and Rachel Christian-Edwards
Dorset Health Care University NHS Foundation Trust, Dorset, UK

- 1/3 的老年痴呆症患者需要长期护理，估计 80% 的老年痴呆症患者生活在疗养院。
- 住进疗养院是一个困难和情绪化的决定。
- 社会护理和二级心理健康服务可以让痴呆症及伴随相关神经精神症状的患者在家中休养，或帮助他们转移到更合适的环境中。
- 一个人的自主权和心愿总是要得到尊重，了解个人的生活史和喜好可以为护理提供信息。

引言

65 岁以上的痴呆症患者中，约有 60% 住在家里，要么独自一人，要么有家人的支持和 /或请专业的护理人员。很多机构可以帮助痴呆症患者正常生活，包括社会保健、初级保健、志愿者组织和二级精神卫生服务。

本章探讨了让痴呆症患者及其家人决定住哪的重要性，讨论了专业社区痴呆症护理在支持和提高社区生活质量方面的作用，也涉及不太常见的痴呆症专科病房入院流程，以及流程对个人、家人和护理人员意味着什么。

在家生活的痴呆症患者

多数情况下，大多数人会选择长期居家，直至生命终结。无论是否患有痴呆症，住在家里都有助于保持一个人的技能和独立性。如果我们真的患上了痴呆症，熟悉的环境很重要，而家可以提供这一点——家里的布局、照片、装饰品、特定的家具都非常重要，通常会提高人的幸福感，对情绪和认知产生积极影响。看到个人物品会让自己产生归属感，而家务可以完善目标和人格。

痴呆症患者在家生活可能需要外部机构提供实际的帮助和支持，例如，早间拜访有助于提高患者的服药依从性或为其提供早餐。痴呆症患者往往有表达意见和愿望的能力，即使他们不再有能力权衡信息，无法对更复杂的问题做出明智的选择，因此满足个人权利和愿望应该是决策的核心，决定了护理方法。

"积极承担风险"这一概念是指尊重患者做出决定的权利，即使不明智。在出现痴呆症后，家人和患者如果需要外部机构的服务，可以以更安全的方式承担风险——识别患者可能出现的潜在问题，通过改变环境或调整处理方式来克服这些困难。例如，忘记关煤气后让患者远离灶具，或用微波炉加热食物或点外卖。

技术的进步意味着有越来越多的产品和服务可以让患者独立生活，与痴呆症患者一起生活不受影响（参见表 14.1）。相关病例研究，请参见框 14.1。

表 14.1 技术支持

- 运动传感器——检测何时有人离开房间或从床上摔下来。
- 药物传送带——在适当的时间提醒患者吃药。
- 挂件报警器——戴在患者手腕上或脖子上，以备不时之需。
- GPS 定位设备——让护理人员或家人能够找到迷路的痴呆症患者。

框 14.1 **病例一**

琼斯夫人是一位 85 岁的老年痴呆症患者。自从她丈夫死后，她一个人住了 4 年。她儿子住在附近，一周探望几次。护理人员每天看她两次，给她擦洗、做饭、喂水和服药。

琼斯夫人已经形成了这样的信念：有一个年轻人在她家楼上，她晚上一直坐在椅子上不睡觉。她已经认不出自己的家了，出去散步时会寻找以前的家。她做饭时把灶具打开就离开了。

琼斯太太总是跟儿子说，她不想搬进疗养院。

社区如何管理这些风险？

- 安装了一个"金丝雀牌"运动传感器系统，让她的儿子知道他母亲在家里的什么地方，以及她什么时候出门。
- 给她一个能戴在手腕上的 GPS 定位设备，让她儿子在母亲离开家时定位母亲的活动地点，以便带她回家。
- 杜绝她使用灶具，但她的护理人可以在来访时使用灶具给她做饭。
- 由医生对其做道路安全评估，医生确定琼斯夫人没有道路意识。在围绕患者的最大利益做讨论后，决定聘请保姆来进一步降低这些风险。

以上是限制较少，同时又尊重了患者意愿的示例，即便患者已经无法决定住哪。

住进长期护理机构

有些时候，家里没有条件为患有痴呆症的人提供帮助，或有些时候，留在家里对他人的身心健康不利。如果缺乏社会护理或二级精神卫生服务，大多数痴呆症患者会同意从家搬到长期护理机构。在孤独、缺少护理人员、护理人员有身体疾病等情况下，一个条件更好的环境当然对患者更有利。

1/3 的痴呆症患者生活在长期护理机构中，估计 80% 的老年痴呆症患者生活在疗养院。选择合适的住所既困难又难以理性思考，通常是由家人或护理人员决定的。正如每个人都是不同的个体，所以家里更适合我们（参见表 14.2）。例如，一个人每天外出散步，即便搬进护理机构时也不会停止这一习惯，会在新的环境中继续每天散步，所以拥有一个大房子对他们来说很重要。对房间进行个性化布置，在门上贴照片以便患者可以识别自己的房间。厕所处也贴上适当的标志，可以帮助定位和如厕。然而，环境的变化让患者的表达能力常常有明显恶化。

表 14.2   适合痴呆症生活的家庭环境需要考虑的要点

- 更亮的照明——避免迷失方向并降低跌倒风险。
- 减少噪声——减轻感官负荷。
- 对比强烈的颜色——痴呆症不容易分辨颜色差异。
- 考虑反射——遮盖住镜子，反射可能会导致误解和痛苦。晚上需要拉上窗帘以防止误解。
- 标牌——适当、清晰的标牌有利于定位，辅以图片和文字来提供书面和视觉提示。

少数情况下，让痴呆症患者离开家的过程比较复杂，尤其患者反对时。痴呆症患者也有权利，并且受到法律保护。在这种情况下，需要评估患者是否有在居住地生活的能力（根据《心智能力法案》），并举行正式的会议——邀请参与患者护理的所有人员，共同决定怎么做才能对患者更好。

如果痴呆症患者反对转入护理机构，即使缺乏做出此决定的能力，哪怕处于相当大的风险中，也需要向保护法院提出申请，法院指定的法官将决定居住地。这个过程需要时间，需要确保所有其他限制最少的选项都经过试验，以支持个人留在家中。

痴呆症中级护理服务（ICSD）

大多数痴呆症患者在确诊后不再去看专家，他们的长期护理需求将通过初级护理和 / 或社会服务得到满足。然而，一小部分痴呆症患者会出现神经精神症状和相关风险，因此有必要让心理健康团队参与治疗。有关痴呆症神经精神症状的更多详细信息，请参阅第 8 章。

在整个英国，有 NHS 社区心理健康团队为有挑衅行为的痴呆患者提供专业的重症监护——这些团队通常有不同的名称，以不同的方式工作，提供不同程度的护理和支持。

多赛特保健大学 NHS 基金会痴呆症专业护理小组是痴呆症中级护理服务（ICSD）的一个示例。这项全国性的服务为患有痴呆症的成年人及护理人员提供评估、治疗、短期重症监护和支持，这些人有严重的神经精神症状，为防止出现危险或不必要的住院，可通过社区卫生机构做评估来保证及时出院（上面提到的医院环境是专门为有严重挑战性行为的痴呆症患者提供服务的单位）。该团队还与疗养院密切合作，协助疗养院的工作人员满足痴呆症患者的需求，如有必要，痴呆症中级护理服务可以为搬到更合适的疗养院提供帮助。

痴呆症中级护理是一项多学科服务，一年 365 天，每天 12 小时，由注册护士、老年精神科医生、职业治疗师和辅助工作者组成。痴呆症中级护理提供的服务示例见表 14.3。

痴呆症中级护理服务通过提供全面的、以人为中心的护理（参见第 7 章）和采用最小限制原则（心智能力法案），确保痴呆患者得到适当的、高质量的护理和照顾，以满足其个人需求。这种护理模式采用积极风险承担的方法，由于服务人员的灵活性、知识和专业知识而大获成功。该团队努力寻找创造性的方法来照顾痴呆症患者，即使他们可能反对护理和治疗。痴呆症中级护理服务让人意识到，并不是所有的方法都适用于每个人，因此需要针对性护理。有关痴呆症中级护理服务如何开展的示例，请参阅框 14.2。

表 14.3　痴呆症中级护理服务提供的服务示例

- 非药物干预——减少因痴呆症而产生的挑衅行为。
- 专业临床评估——例如 ACMI、Abbey 疼痛量表、神经精神量表（NPI）、康奈尔抑郁量表、抑郁症筛查量表（PHQ9）、认知功能检查量表（ACE-Ⅲ）。
- 患者护理援助——如果患者表现阻止别人提供援助，例如由于敌意或攻击，或需要专业的安全保障（安全保障是一种约束形式，《心智能力法案》规定，如果符合患者的最大利益，可以尽快使用）。
- 职业疗法（OT）评估——适用于有功能缺陷的痴呆症患者。
- 护理人员支持——确定需求或压力因素，指示其他帮助来源、实际的帮助、临时看护或转诊正式的护理人员评估。
- 满足患者及护理人员的需求始终是重中之重。
- 药物治疗——启动、审查和合理化药物治疗；监测对药物／变化的反应；提高治疗依从性，如隐秘给药；与所有机构、护理人员及患者保持联系，确保连续服药。
- 转诊和联络——所有参与患者护理的服务和机构，包括法律支持，如法院和必要的保护措施。

框 14.2　**病例二**

　　布朗先生 91 岁了，患有痴呆症，现住在一处住宅里。他大小便失禁，需要护理人员照顾。护理时他在言语和身体上变得咄咄逼人——骂人、殴打、踢腿和试图咬人，但这些行为只发生在个人护理期间。

- 在这种情况下，需要审查护理人员的做法，确保护理人员不着急，并向他解释过程。
- 需要完成关于理解个人护理需要的心智能力评估。
- 在此之后，需要做出符合患者最大利益的决定，以便使用安全约束（safe - holds）提供必要的个人护理。如果当前的疗养院没有进行这方面的培训，布朗先生就需要搬到能够满足这一需求的疗养院，因为护理风险是可预测的。
- 尝试药物治疗，但这并没有减少攻击性，却导致嗜睡，从而影响饮食和液体摄入。

住院

　　多年来，NHS 为痴呆症患者提供的床位已大大减少。现在，只有出现严重的痴呆症神经精神症状时才考虑入院，这些人不再服从居家（包括疗养院）治疗措施，患者及其周围的人都有危险。《心理健康法案》很大一部分作用是强制痴呆症患者住院。

　　痴呆症患者进入专科心理健康医院是万不得已的选择。住院会增加发病率和死亡率，在家治疗的患者更不愿意到痴呆专业疗养院。

　　如果认为住院符合患者的最大利益，则应在决定住院之前确定并明确说明住院目的，并有明确的计划和预计住院时间。必须提出一个问题："住院可以满足痴呆症专业疗养院无法实现的需求吗？"

住院和痴呆症患者

对痴呆症患者来说，由于各种原因而住院可能会感到非常痛苦，情绪和身体都很差。许多人会因为陌生的环境而迷失方向，不知道或无法记住自己住院的原因。亲人不在身边，患者身体不适且经常攻击别人，让病房成为一个令人恐惧的危险区域。想要离开、反复打包行李并偷偷出院的情况并不少见。人受到威胁时会试图保护自己，这是人类的天性，因此可能会更加躁动、有攻击性。对于工作人员来说，患者确诊为痴呆症并了解他们表达的内容至关重要。

因此，以人为中心的护理是患者入院的基石。从家庭、社区精神卫生机构或痴呆症中级护理服务机构等收集生活史信息对于制订初期护理计划至关重要，以确保在尊重患者偏好和风险管理之间取得平衡，从而达到优化患者生活质量的目的。

关注家人和护理人员的体验

家人不得不住进医院会让人心烦意乱、内疚，并有失落感。多学科团队必须解决家人或护理人员的担忧以及入院和未来护理需求的不确定性。护理人员和家人应共同决定入院和出院计划，并围绕护理各个方面做有效沟通，特别是在有长期授权书或法院支持的情况下（参见第 12 章）。在这个困难时期，护理人员可提供机构不能提供的护理服务。支持、包容并提供信息给护理人员形成"护理三角"，可以给护理人员支持和帮助。

精神科病房医护人员的作用

多学科团队的综合技能对于有效评估、制订、提供和审查痴呆患者的药物和非药物治疗干预措施以及出院计划至关重要。总之，多学科团队应提供高质量、富有同情心、以人为本的护理。住院病房的多学科团队通常由各科临床医生组成，包括精神科医生、病房管理人员、注册心理健康护士、临床专家、活动协调员、心理医生、心理咨询师、物理治疗师和病房药剂师。

出院计划

出院计划从入院开始，与家人和照顾者共同决定。NHS 护理是免费的，但护理计划按需设定。如果患者已根据《心理健康法案》第 3 条强制入院，有权获得第 117 条后的护理。入住病房的人通常有复杂的需求，因此寻找合适的疗养院可能需要时间。事实上，确定出院护理计划可能是痴呆症患者出院后面临的最大挑战。有关示例，请参阅框 14.3。

> **框 14.3 病例三**
>
> 约翰是一位 82 岁的退休班主任，与妻子琼住在一起。他 10 年前被诊断出患有阿尔茨海默病，妻子和儿子一直同意他住在家里。最近他被吊销了驾驶执照，约翰把这归咎于他的儿子，不再允许他回家。约翰越来越抵触妻子外出，并多次威胁她。入院前，他在家打了儿子，最后报警了事。依据《精神健康法案》进行评估后，根据精神健康法案第 2 条，后来又改为第 3 条，约翰被强制住院。
>
> 入院时，他不明白原因。琼每天都来看望她，但她离开时约翰会非常伤心和生气，并试图出院。
>
> · 由于对护理人员身体攻击，需要使用安全约束（safe - holds）。
>
> · 药物治疗后躁动减少了，但仍然对工作人员和其他患者进行口头攻击。
>
> · 当别人尊重他，以对待班主任的方式对他问候和交谈时，他反应良好。
>
> · 约翰妻子探视结束后，工作人员可以与他和谐共处。通过看家人、学校的照片以及谈论过去的生活来重新调整他的注意力，效果良好。
>
> · 琼向工作人员透露自己在家照顾丈夫非常困难。虽然最初她想让他回家并继续照顾他，但多学科团队担心她的安全以及护理的极大不便。
>
> · 在一次评估患者最大利益的会议之后，约翰被安排入住痴呆症专科医院。所有护理计划均与医院共享，以顺利过渡和个性化护理。

深度阅读

1. Alzheimer's Society, Making decisions for someone lacking mental capacity. Feb. 2019. https://www.alzheimers.org.uk/get-support/legal-financial/ making-decisions-for-someone-lacking-mental-capacity.

2. The Kings Fund, Enhancing the healing environment. www.kingsfund.org. uk/projects/enhancing-healing-environment.

3. Social Care Institute for Excellence, Who does dementia affect? Feb. 2019. https://www.scie.org.uk/dementia/about/

4. Triangle of Care for Mental Health, The triangle of care guide. https:// professionals.carers.org/working-mental-health-carers/triangle-care-mental-health.

ABC of

Dementia 2nd Edition

痴呆症照护手账

北京医莱博克文化有限公司

Contents

目 录

ADDENBROOKE'S COGNITIVE EXAMINATION-ACE-III
ADDENBROOKE'S 认知功能检查 (2012中文版)

受检者姓名： _____ 　　检查日期： _____ 年 _____ 月 _____ 日

　　　　　　　　　　　　　　　　　　　　　　检查者姓名： _____

生　日： _____ 年 _____ 月 _____ 日　文化程度： _____

　　　　　　　　　　　　　　　　　　　　　　职业： _____

病历号： _____　　　右 / 左利手： _____

注意力

▶ 问：

今天是	哪年	哪月	几号	星期几	什么季节	注意力 [得分 0~5]

▶ 问：

您住在	哪个国家	哪个省 / 市	哪个区 / 县	街道名称	楼层号码	注意力 [得分 0~5]

注意力

▶ 告诉受检者："我说三个词组，我说完了请你重复一遍：柠檬、钥匙和皮球。" 受检者重复完后，告诉他 / 她："记住这三个词，过一会我还会问你。"只对第一次检查评分（必要的话可以重复三次）。

重复次数 _____

注意力 [得分 0~3]

注意力

▶ 问受检者：100 减去 7 是多少？得到的数字再减去 7 是多少？连续做五次。
▶ 如果受检者中间算错的话，可以继续进行，将错就错，只要下一个答案正确就给分（如 93，84，77，70，63，得分为 4 分，虽然第二次（93–84）答案错误，但后 3 次按照 84 依次减 7 都是对的）。
▶ 五次减法算完后停止计算（93，86，79，72，65）___ ___ ___ ___ ___

注意力 [得分 0~5]

记忆力

▶ 问受检者：我让你重复并记住的那三个词是什么？

注意力 [得分 0~3]

语言流利性——'车'字和动物

▶ 组词：
　告诉受检者：我会给你一个字，你要用这个字组尽可能多的词。准备好了吗？你只有一分钟的时间。请用'车'字组词。

语言流利性 [得分 0~7]

≥ 18	7
14~17	6
11~13	5
8~10	4
6~7	3
4~5	2
3~4	1
< 3	0
总数	正确的

				语言流利性 [得分 0~7]
➤ **动物** 告诉受检者：你能说出尽可能多的动物的名称吗？你只有一分钟的时间，现在开始。				☐
				≥ 22 7
				17~21 6
				14~16 5
				11~13 4
				9~10 3
				7~8 2
				5~6 1
				< 5 0
				总数 正确的

记忆力

➤ 告诉受检者：我会说一个名字和地址，我说完之后你要重复一遍，我们重复三次，所以你会记住的，我以后会再问你的（只对第三次检查评分）。

记忆力 [得分 0~7] ☐

	第一次检查	第二次检查	第三次检查
王春明	— — —	— — —	— — —
北京市	—		
海淀区	—		
哈尔滨路 18 号	— —		

记忆力

➤ 现任国家主席的名字   _____

➤ 第一任中华人民共和国主席的名字   _____

➤ 中国历史上唯一的女皇帝的名字   _____

➤ 现任的美国总统的名字   _____

记忆力 [得分 0~4] ☐

语言

➤ 在受检者前放一只铅笔和一张纸，然后，让受检者"请您拿起铅笔，然后拿起纸"。如果受检者不能正确完成这个指令，就计 0 分，不继续检查。

➤ 如果受检者第一个问题回答正确，请继续让受检者完成以下三个动作：

· 请把纸放在铅笔的上面。

· 请拿起铅笔，但不要拿纸。

· 请摸一下纸后，递给我铅笔。

语言 [得分 0~3] ☐

语言

➤ 要求受检者至少写出两个关于他 / 她的近期活动的句子。要求受检者写出完整的句子，不要用缩写。如果受检者围绕上述某个主题至少写出两个句子，就计 1 分。如果句子的语法和拼写都正确，再计 1 分。

语言 [得分 0~2] ☐

语言

	语言流利性 [得分 0~2]
▶ 让受检者重复：知足天地宽；心安菜根香；人到无求品自高；发光的未必都是金子。4短句都正确的话给2分，2~3个正确给1分，1个或无给0分。	☐

	语言 [得分 0~1]
▶ 让受检者重复：春江水暖鸭先知。	☐

	语言 [得分 0~1]
▶ 让受检者重复：业精于勤荒于嬉。	☐

语言

	语言 [得分 0~12]
▶ 让受检者说出下列图画的名称：	☐

语言——理解

	语言 [得分 0~4]
▶ 用上面的图片，让受检者说出： ・ 指出哪个是国王戴的？ _____ ・ 指出哪个动物生活在中国四川卧龙？ _____ ・ 指出哪个动物生活在南极？ _____ ・ 指出哪个与泊船有关？ _____	☐

语言

	语言 [得分 0~1]

▶ 让受检者读出下列单词：[所有的都正确给 1 分]
 	
    玉   海
    软   移
    士   盼
    郊   姓
	☐

视空间

	视空间 [得分 0~1]
▶ 相互重叠的数学符号 无穷大：让受检者按照下面的图形画出相同的图形。	☐

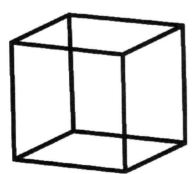

	视空间 [得分 0~2]
▶ 金属丝制的立方体：让受检者画出相同的立方体图案。	☐

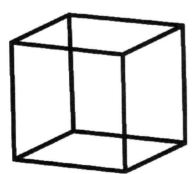

· 4 ·

▶ 钟表：让受检者画出带有数字的钟表面，指针指向 5：10。

视空间
[得分 0~5]

视空间能力

▶ 让受检者说出黑点的个数，但是不能用手指去数。

视空间
[得分 0~4]

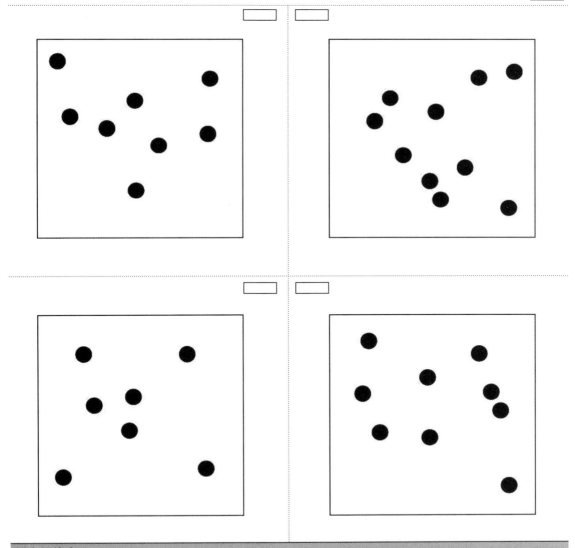

视空间能力

▶ 让受检者说出下面的字母（按照英文字母和汉语拼音发音均可）。

视空间
[得分 0~4]

K	M
A	T

记忆力

▶ 问受检者："告诉我刚开始的时候我们重复过的名字和地址。"

王春明　　— — —
北京市　　—
海淀区　　—
哈尔滨路 18 号　　— —

记忆
[得分 0~7]

▶ 如果都能回忆起来的话可以跳过下面这个测试，并计 5 分。如果受检者不能回忆起一个或更多词组，则进行下面的测试。让受检者选择："下面我给你一些提示，名字（或者其他需要选择的项目）是"X"，"Y"还是"Z"？"如果受检者能找出正确答案可以得 1 分，并可以把这个分数加到回忆一栏的得分里。

记忆
[得分 0~5]

王春力	王春明	张冬明	回忆
北京市	上海市	天津市	回忆
宣武区	朝阳区	海淀区	回忆
长沙路	哈尔滨路	广州路	回忆
81 号	18 号	19 号	回忆

得分

ACE–III 总分注	/100
意力	/18
记忆力	/26
语言流利性	/14
语言	/26
视空间	/16

蒙特利尔认知评估基础量表 (中文版)

姓名 . . . .
性别 . . . . . 年龄 . . . .
教育年限 . . . . 测试日期 . . . .
检查者 . . . . .

Montreal Cognitive Assessment-Basic (MoCA-B) Chinese Version

执行功能	得分
	开始时间 _____ (/1)

即刻回忆		梅花	萝卜	沙发	蓝色	筷子	不计分
即时第一次测试所有词语均能回忆，也需完成第二次测试。	第一次						
	第二次						

流畅性	在 1 分钟内尽可能多的说出水果的名字。			N=_____个	(/2)
1~15 秒:	16~30 秒:	31~45 秒:	46~60 秒:	N≥13 计 2 分 N=8~12 计 1 分 N≤7 计 0 分	

定向	[ ]时间 (± 2 小时) [ ]星期几 [ ]月份 [ ]年份 [ ]地点 [ ]城市	(/6)

计算	用 1 元、5 元、10 元钱购买"13 元"的物品，说出 3 种付款方式。	(/3)
	(说出 3 种正确付款方式计 3 分，2 种计 2 分，1 种计 1 分，未说出计 0 分)	
正确方式： ① ② ③ ④	错误方式：_____	

抽象	下面的事物属于什么类别？ （例如：香蕉-桔子=水果）	(/3)
	[ ]火车 – 轮船 [ ]锣鼓 – 笛子 [ ]北方 – 南方	

延迟回忆	回忆时 不提示	梅花 [ ]	萝卜 [ ]	沙发 [ ]	蓝色 [ ]	筷子 [ ]	(/5)
未经提示下自由回忆正确的词计分 （每词 1 分）	分类提示	[ ]	[ ]	[ ]	[ ]	[ ]	
	多选提示	[ ]	[ ]	[ ]	[ ]	[ ]	

视知觉	剪刀	T 恤	香蕉	台灯	蜡烛	N=9~10 计 3 分 N=6~8 计 2 分 N=4~5计1 分 N=0~3 计 0 分　(N=__)	(/3)
图片识别，时间 60 秒。 图片见附录。	手表	杯子	叶子	钥匙	勺子		

命名	动物命名，图片见附录。 [ ]斑马 [ ]孔雀 [ ]老虎 [ ]蝴蝶	(/4)

注意	朗读圆形中的数字： 数列见附录	**1** 5 8 3 9 2 0 3 9 4 0 2 1 6 8 7 4 6 7 **5**	错误数___N 错误数≤1 个计 1 分	(/1)
朗读圆形和正方形中的数字： 数列见附录		3 **8** 5 1 **3** 0 **2** 9 **2** 0 **4** 9 7 8 6 1 **5** 7 6 4 **1** 5 8 3 9 2 0 3 **9 4** 0 2 1 6 8 7 4 6 7 5	错误数___N 错误数≤2 计 2 分 错误数=3 计 1 分 错误数≥4 计 0 分	(/2) 结束时间

Chinese version August 01,2015
www.mocatest.org

总分	(/30)
受教育年限<4 年加 1 分，不识字再加 1 分 总时间　　　分　　　秒	

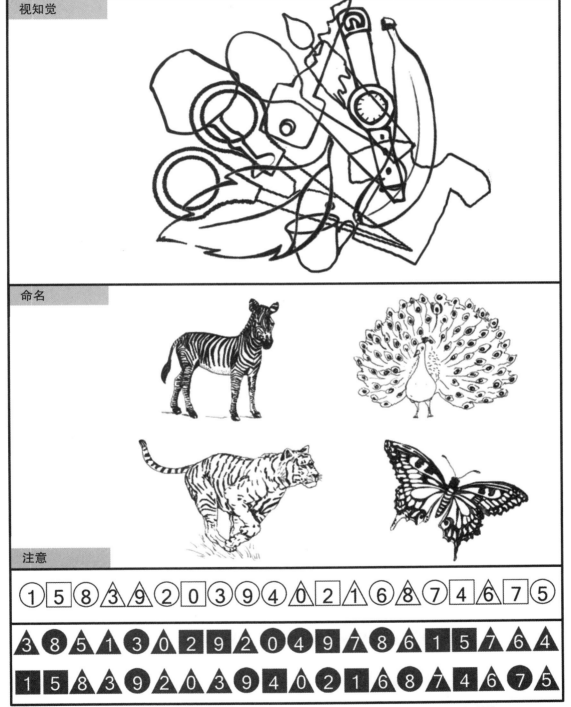

视知觉

命名

注意

Chinese Version August 01, 2015

简易精神状态检查表

Folstein(1975)等的简易精神状态检查表(mini-mental state examination, MMSE)作为认知障碍检查方法，应用得较多。范围较广，不仅可用于临床认知障碍检查，还可以用于社区人群中痴呆的筛选。该方法与MAIS测验结果比较，一致性较理想。各国在引进时，对其在不同文化背景下的效度和信度，以及影响评定结果的因素也进行过较为系统的研究，认为MMSE作为认知障碍的初步检查方法，具有简单。易行、效度较理想等优点。

测量方法
MMSE由20个问题共30项组成。每项回答正确计1分，错误或不知道计0分，不适合计9分，拒绝回答或不理解计8分。在积累总分时，8分和9分均按0分计算。最高分为30分。文盲小于17分、小学学历小于20分、中学以上学历小于24分提示存在认知功能缺损。

评分参考
27~30分：认知功能正常；

< 27分：认知功能障碍；

21~26分：轻度认知功能障碍；

10~20分：中度认知功能障碍；

0~9分：重度认知功能障碍。

简易精神状态检查表

题号	检查内容	计分		检查项目
1	现在是哪一年		☐	
2	现在是什么季节		☐	
3	现在是几月份		☐	
4	今天是几号		☐	
5	今天是星期几		☐	
6	我们现在是在哪个国家		☐	定向力
7	我们现在是在哪个城市		☐	
8	我们现在是在哪个城区		☐	
9	这里是哪个医院（地址）		☐	
10	这里是第几层楼（门牌号是多少）		☐	
11	我告诉你三样东西，在我说完之后请你重复一遍它们的名字："树""钟""汽车"。请你记住它们，过一会儿还要你回忆出它们的名字	树☐ 钟☐ 汽车☐		记忆力

题号	检查内容	计分	检查项目
12	请你算算下面几组算术： 100−7= ? 93−7= ? 86−7= ? 79−7= ? 72−7= ?	□ □ □ □ □	注意力和计算力
13	现在请说出刚才我让你记住的那三种东西的名字	树□ 钟□ 汽车□	回忆能力
14	（出示手表）这个东西叫什么	□	语言能力
15	（出示铅笔）这个东西叫什么	□	
16	请你跟我说"如果，并且，但是"	□	
17	我给你一张纸，请你按我说的去做。现在开始："用右手拿这张纸""用两只手将它对折起来""放在你的左腿上"	□ □	
18	请你念念这句话，并按上面的意思去做："闭上你的眼睛"	□	
19	请写一个完整的句子	□	
20	（出示图案）请你按这个样子把它画下来 	□	
总分			

注：

1. MMSE 适应证主要是阿尔茨海默病中认知域全面、同步下降的人群。其灵敏度 86%（假阴性率较高），特异度 100%。

2. 血管性痴呆的患者需用特殊的量表。

当身体出现急症或不适时，请迅速协助就医

每日观察被照护者的身体状况，若出现下列任何一项异常急症或不适，请紧急送医

1. 身体任何部位发生出血、肿块或发红、肿、胀等现象。

2. 发热且合并呼吸急促。

3. 意识改变、嗜睡或叫不醒。

4. 胸痛不适且合并盗汗、恶心或呕吐。

5. 呼吸急促，喘不过气，嘴唇及脸色发黑。

6. 突然无法解小便，触摸膀胱部位有鼓胀现象时。

7. 眩晕，无法站立。

8. 大便呈现血便、小便有血色。

9. 突然腹痛不适。

10. 头部剧烈疼痛。

11. 突然视物模糊。

12. 突然手脚无力，或嘴巴歪一边、流口水。

13. 跌倒后有剧痛。

14. 腹泻（拉稀）。

15. 烫伤、外伤。

16 妄想、乱语。

聪明就医原则

1. 看病前请备齐笔记本，写下最想问的问题并询问医生，如这次生病的原因、病症后续的发展、如何改善、日常生活中如何预防保健等等，以及出现哪些特殊状况时需要与医生联络。

2. 前往医院前，请协助病患穿着容易穿脱的衣服、鞋子。

3. 请携带病患的医保卡、身份证和目前使用的药物明细等。

烧烫伤的紧急处理

尽快去除伤害源

▶ 如何去除伤害源

热液烫伤：避免继续接触热液。

火焰烧伤：尽快灭火。

接触烧伤：避免继续接触热源。

化学灼伤：尽快去除化学物质。

电伤害：切断电源或用绝缘体将电源移开；病患可能产生呼吸、心跳停止，必要时应进行心肺复苏术，尽快送医。

口诀——冲、脱、泡、盖、送

▶ 步骤

冲：以流动的自来水冲洗15~30分钟。尽快让皮肤表面的温度下降，减少继续伤害。

脱：充分泡湿后，小心除去衣物；必要时可以用剪刀剪开衣服。若皮肤与衣物粘住，不要贸然撕开，到医院后请医生处理。

泡：继续在冷水中浸泡30分钟，可减轻疼痛。但若烫伤面积大，或年龄较小，则不必浸泡过久（大约30分钟），避免体温下降。

盖：用清洗干净的纱布或衣物覆盖。勿在伤口处涂上任何外用药、牙膏、酱油、精油、草药等偏方，不仅对伤口复原没有帮助，反而增加了处理伤口的复杂度，提高感染率。

送：初步处理之后，即可送往邻近的医院做进一步的处理；医生会视严重程度决定是否须清创、住院治疗，或转送烧烫伤专科医院。

▶ 注意事项

1.避免将伤口的水疱弄破，减少感染机会。

2.若有戒指、手环或皮带等，要赶快去除，避免肢体肿胀后影响循环。

每日护理——健康记录表

照顾者可以通过各式表格来记录患者的身心状况，不仅如此，也能避免遗漏日常的杂务工作（编按：照顾者可以依患者的身心状况等需求，自行增减表格的项目）

日期	身体健康状态									进食情况					排泄状态			运动状态			其他
	身高/cm	体重/kg	体温/℃	血压/mmHg	心跳/次	血糖（饭前/饭后）/mmol/L	血氧饱和度	脱水现象	其他	早餐	午餐	晚餐	水果	点心	排尿次数	排便次数	其他（异常症状）	陪同散步	陪同运动	床上关节运动	
范例：2022-01-01（星期一）	165	55	37	120/80	72	110/150	93	无	胃口差	○	☆	★	★	⊠	正	无	轻微腹泻	10分钟	10分钟	10分钟	

日期	身体健康状态								进食情况					排泄状态			运动状态			其他
	身高/cm	体重/kg	体温/℃	血压/mmHg	心跳前/次	血糖（饭前/饭后）/mmol/L	血氧饱和度	脱水现象	其他	早餐	午餐	晚餐	水果	点心	排尿次数	排便次数	其他（异常/症状）	陪同散步	陪同运动	床上关节运动

日期	身体健康状态									进食情况					排泄状态			运动状态			其他
	身高/cm	体重/kg	体温/℃	血压/mmHg	心跳/次	血糖（饭前/饭后）/mmol/L	血氧饱和度	脱水现象	其他	早餐	午餐	晚餐	水果	点心	排尿次数	排便次数	其他（异常症状）	陪同散步	陪同运动	床上关节运动	

* 腰围的测量方法：测量腰围时，首先除去受测者腰部的衣物，轻松站立，正常呼吸，以皮尺覆盖肚脐，围绕身体一圈即可。
* 进食状态：★7~8分饱 ☆5分饱 ○3分饱 □没吃
* 此表范例仅供参考，可依需求自行影印放大数张使用。

每日护理——清洗记录表

照顾者帮患者维持舒适、清爽的身体，可以让患者身心更加舒适；此外，维持舒适且干净的空间能避免苍蝇或昆虫聚集，减少环境的脏乱，营造更美好的生活空间

日期	每日清洁工作							
	口腔清洗	脸部清洗	餐前洗手	洗澡或擦身	会阴部清洗	擦身体乳	更换衣物	毛巾消毒
范例：2022-01-01（星期一）	√	√	√	√	√	√	√	√

日期	每日清洁工作							
	口腔清洗	脸部清洗	餐前洗手	洗澡或擦身	会阴部清洗	擦身体乳	更换衣物	毛巾消毒

日期	每日清洁工作							
	口腔清洗	脸部清洗	餐前洗手	洗澡或擦身	会阴部清洗	擦身体乳	更换衣物	毛巾消毒

续表 2

每日护理——排泄记录表

每日记录病患排泄情形，记录在排泄表上并完成。使用排泄记录表，可观察并记录患者每日大便次数、量、颜色等，以及每日排尿总量、颜色、混浊度等，并能够从排泄记录表上看出每日摄入饮食与排出量是否达到平衡，如有异常时可拿此记录表供医生参考

日期	时间	摄入量 /mL		排出量 /mL		
		类别	量	大便	小便	其他
范例： 2022-01-01 （星期一）	10AM	果汁	250		150	

日期	时间	摄入量 /mL			排出量 /mL		
		类别	量	大便	小便	其他	

日期	时间	摄入量 /mL		排出量 /mL		
		类别	量	大便	小便	其他

每日护理——翻身记录表

翻身记录表适用于不能自行翻身的患者。照顾者应每2小时帮患者翻身一次。完成翻身后，记录在翻身记录表上。翻身完毕后，需观察患者，可适时使用枕头帮助翻身。注意翻身的方向是否与前一次不同，不同方向的翻身可以减少受压点集中在身体同一部位上，以避免褥疮的产生

日期	时间	翻身方向			日期	时间	翻身方向		
		左	平	右			左	平	右
范例： 2022-01-01 （星期一）	9AM	√							

日期	时间	翻身方向			日期	时间	翻身方向		
		左	平	右			左	平	右

日期	时间	翻身方向			日期	时间	翻身方向		
		左	平	右			左	平	右

* 此表范例仅供参考，可依需求自行影印放大数张使用。

每日护理——生命征象记录表

每日定时测量患者体温、心跳、血压，写在生命征象表上并完成记录。使用此表，可观察并记录患者每日身体变化情况，方便照顾者掌握患者近期身体状况，如有异常时可拿此记录表供医生参考

日期	时间	生命征象		
		体温 /℃	心跳 / 次	血压 /mmHg
范例：2022-01-01（星期一）	10AM	37	68	120/90

日期	时间	生命征象		
		体温 /℃	心跳 / 次	血压 /mmHg

日期	时间	生命征象		
		体温 /℃	心跳 / 次	血压 /mmHg

* 此表范例仅供参考，可依需求自行影印放大数张使用。

日期	每周清洗工作							辅助清洗					
	剪手指甲	剪脚趾甲	清洗耳垢	更换床单	房间整理	澡巾消毒	垃圾桶清洗	便盆、尿壶	沐浴座椅	轮椅	拐杖、助行器	氧气机	其他医疗辅具
范例：2022-01-01（星期一）	√	√	√	√	√	√	√	√	√	√	√	√	√

日期	每周清洗工作						辅助清洗					
	剪手指甲	剪脚趾甲	清洗耳垢	更换床单	房间整理	澡巾消毒	垃圾桶清洗	便盆、尿壶	沐浴座椅	轮椅	拐杖、助行器	氧气机	其他医疗辅具

日期	每周清洗工作						辅助清洗						
	剪手指甲	剪脚趾甲	清洗耳垢	更换床单	房间整理	澡巾消毒	垃圾桶清洗	便盆、尿壶	沐浴座椅	轮椅	拐杖、助行器	氧气机	其他医疗辅具

* 确认完成事项请打√：

* 此表范例仅供参考，可依需求自行影印放大数张使用。